W0311254

Mein Leben mit dem Tod

...warum wir sind, wie wir sind

Tom Werde

neobooks

Impressum

Texte: © Copyright by Tom Werde
Umschlag: © Copyright by Tom Werde
Fotografie: © Copyright by Jan Everts

Verlag: Dr. Thomas D. Werxhausen
Malteserstr. 68
50859 Köln
t.d.w@web.de
Druck: epubli, ein Service der
neopubli GmbH, Berlin

Printed in Germany

Meinen Eltern.

Köln in 2017

Vorwort

Ich liebe meinen Beruf. Nach nunmehr elf Jahren ärztlicher Tätigkeit und etwas mehr als sechs Jahren unfallchirurgisch-orthopädischer Facharztweiterbildung arbeite ich seit fünf Jahren hauptberuflich als Notarzt und weiß, dass ich keinen anderen Job machen möchte. Neben der Tatsache, dass ich das große Glück genieße, in unserem Rettungsdienstbezirk meine Arbeit gemeinsam mit großartigen Menschen tun zu dürfen (die meisten machen ihren Job offenbar ähnlich gern tun wie ich und betreiben hochprofessionell Notfallmedizin auf einem hervorragenden Niveau) ist es das Wesen meiner Tätigkeit, das mich erfüllt.
Die Unmittelbarkeit des Geschehens, der direkte – und anders als in der Klinik im Allgemeinen auf den einen Patienten konzentrierte – Kontakt und der unplanbare Abwechslungsreichtum jedes Dienstes macht diesen Beruf unverwechselbar. Und wie kaum eine andere Tätigkeit eröffnet er mir die Gelegenheit, in eigenverantwortlicher Arbeit für meine Patienten da zu sein und oftmals sogar sehr rasch den Erfolg meines Handelns unmittelbar zu erleben.

Der direkte Umgang mit jedem Einzelnen gewährt mir (in unterschiedlichem Maße) immer auch Einblicke in die persönliche Lebenssituation und lässt mich teils gar teilhaben an den dahinter stehenden Geschichten und Schicksalen meiner Patienten. Natürlich ist es nicht so, als würde ich mich mit jedem Menschen, dem ich begegne, identifizieren.

Selbstverständlich kann sich niemand jedes einzelnen Schicksals und Geschehens annehmen, das ihm während seiner Tätigkeit im Rettungs- oder Notarztdienst über den Weg läuft. Die weit meisten Fälle sind eben doch „Routine“, die wir mit Erfahrung, guten Standards und dem notwendigen Engagement abarbeiten können, ohne zu sehr in das Leben der Menschen, die wir behandeln, eindringen zu müssen.

Und doch gibt es immer wieder Einsätze, Situationen und Geschehnisse, die uns näher kommen als die „übliche Alltagsarbeit“. Schicksale, die uns beschäftigen, manchmal weit über den Einsatzverlauf hinaus. Erlebnisse und Situationen, die uns unser eigenes Leben und unsere Einstellung und Wahrnehmung hinterfragen lassen.

In besonderem Maße gilt dies für Begegnungen und den Umgang mit dem Tod und dem Sterben. Jeder Mensch hat seine eigene Vorstellung davon und findet seinen eigenen Weg, mit diesem Thema umzugehen. Der wohl meist verbreitete Weg ist, den Tod so weit wie möglich aus der eigenen Wahrnehmung zu verdrängen – einfach, weil es uns sonst zwingt, uns mit der eigenen Sterblichkeit auseinander zu setzen – kein bequemes Thema für einen gemütlichen Plausch an der sonntäglichen Kaffeetafel, so ist wohl eine häufige Ansicht. Ich sehe das anders. Mein Beruf lässt mir nicht die Wahl, ob ich mich mit dem Tod befassen möchte oder nicht – er gehört einfach dazu.

Aus diesem Grund entwickelt jeder, der im Notarzt- oder Rettungsdienst tätig ist, mit der Zeit seine eigene Beziehung zum Tod.
Dass diese Beziehung nicht nur unseren gesellschaftlichen Umgang mit Tod und Sterben, sondern eigentlich die gesamte Wahrnehmung und Lebenseinstellung verändert, konnte ich an mir selbst beobachten.
Davon handelt dieses Buch.
Ich möchte Sie gerne an meiner Geschichte teilhaben lassen und biete Ihnen an, in gewisser Weise „den Spieß herum zu drehen".
Ich lade Sie ein, mich in meiner Entwicklung einer Einstellung zum Leben und zum Tod zu begleiten.

Aus Gründen der Pietät und zur Wahrung der Persönlichkeitsrechte habe ich die Namen aller Beteiligten und Betroffenen sowie Ortsangaben verändert oder neutralisiert.

Inhalt

Einleitung

Immer wieder kreuzen sich unsere Wege – beruflich und privat – und nie habe ich vorher eine Ahnung, was er diesmal mit mir macht und wie er mich zurück lässt, der Tod.

Wie geht er mit mir um? Und wie gehe ich mit ihm um?
Jedenfalls ganz offenbar anders als die Meisten –
aber warum?
Warum bin ich wie ich bin?

Das ist der Ansatz, aus dem die Idee zu diesem Buch geboren wurde. Um die folgenden Schilderungen vielleicht ein wenig leichter nachvollziehen zu können, mögen Sie mich zunächst auf einen kleinen biographischen Exkurs begleiten. Denn wie bei jedem von Ihnen begann auch meine Wahrnehmung von Leben und Sterben nicht erst mit dem Eintritt ins „Erwachsenenalter" und wenngleich mein Beruf sicher einer der stärksten Einflüsse ist, so ist er doch nicht der einzige, der mich in meiner Entwicklung und meinen Ansichten prägte.
Die ersten Erlebnisse, die ich rückblickend als wegweisend empfinde, finden sich bereits in meiner Kindheit, die ich als allgemein „normal verlaufend" beschreiben würde. In weitestgehend intakten Verhältnissen wuchs ich als jüngstes Kind einer fünfköpfigen Familie in einer Mietwohnung am Stadtrand einer deutschen Großstadt auf und absolvierte meine reguläre Schullaufbahn ohne größere Auffälligkeiten.

Erwähnenswert ist allenfalls die Tatsache, dass ich seit meinem 13. Lebensjahr in der örtlichen Jugendfeuerwehr aktiv war und in konsequenter Folge seit dem Alter von 17 Jahren Mitglied der freiwilligen Feuerwehr bin. Ich erwähne dies nicht etwa wegen des dahinter stehenden, vermeintlich herausragenden sozialen Engagements im Ehrenamt, denn dies zeigen erfreulicherweise auch heute immer noch sehr viele Menschen in Deutschland.
All diesen Menschen gebührt große Anerkennung.
Vielmehr hatte dieser Weg aber allgemein einen großen Anteil an meiner Lebenseinstellung und hielt, wie sich im Weiteren zeigen wird, die ein oder andere Begebenheit für mich bereit, die mich fordern, berühren und teils bis an meine Grenzen führen sollte.
Weiterhin eröffneten mir meine pflegerische Aushilfstätigkeit in der Notaufnahme eines Krankenhauses während des Studiums und unterschiedliche, für das Medizinstudium notwendige Praktika ebenfalls noch vor dem Eintritt in das eigentliche notärztliche „Arbeitsleben“ Einblicke, die in dieser Form Otto Normalbürger verwehrt oder eben erspart bleiben.
Die so entstandene Mischung unterschiedlichster Einflüsse macht mein heutiges Ich und vor allem mein Bild von Leben und Tod aus. Aber folgen Sie mir doch gerne von Anfang an auf meinem Weg.

Meine ersten Erfahrungen mit dem Tod machte ich – wie wohl die Allermeisten von uns – in der Familie.

I. Meine Großeltern

Opa

Wie wohl beinahe jedes Kind habe ich meine Großeltern geliebt, zumindest die, die ich kennen lernen durfte. Mein Großvater väterlicherseits starb bereits vor meiner Geburt, was ich in meiner Kindheit nie hinterfragte. Insgesamt war ohnehin die familiäre Bindung an meine Großeltern mütterlicherseits deutlich enger als das Verhältnis zu meiner Großmutter väterlicherseits, das von gewissen zwischenmenschlichen Spannungen zwischen meinen Eltern und ihr geprägt war. Viele schöne Sommerurlaube verbrachte ich mit meinen Eltern auf dem gepachteten Bauernhof von Opa und Oma. Mein Opa und der benachbarte Landwirt brachten mir das Landleben, die Landwirtschaft und den Umgang mit den Tieren näher und ließen mich gar eine ganze Weile lang das Berufsbild „Bauer“ als meinen Zukunftstraum erleben.
Leider war mein Großvater der Erste in der Familie, an dessen Beispiel ich das Thema Tod erfahren musste. Er starb an Darmkrebs als ich sieben oder acht Jahre alt war.

Altersbedingt hatte ich weder seine Krankheit noch den Verlauf derselben bewusst wahrgenommen und so erlebte ich seinen Tod schlichtweg als „Nicht-mehr-da-sein“, härter gesprochen als „Nie-wieder-da-sein“.
Ein Absolutum, das mir in diesem Alter nicht so recht begreiflich und schon gar nicht akzeptabel war.

Ich erinnere mich, dass in relativ nahem zeitlichen Zusammenhang dann auf dem Hof meiner Großeltern mein Lieblingspony „Meike“, auf der ich dank meiner Tante reiten gelernt hatte, ebenfalls verstarb.
So makaber und unpassend diese gedankliche Verbindung erscheinen mag, so führte mich doch am ehesten dieses Zusammentreffen der Ereignisse zum ersten Mal zur bewussten Wahrnehmung der Endlichkeit des Seins. Sehr klar habe ich noch meine Reaktion darauf vor Augen. Weinend angesichts der unausweichlichen Tatsachen lag ich auf meinem Bett in meinem Kinderzimmer als meine Mutter zu mir kam, um zu erfahren, was los war und um mich zu trösten. Ich erklärte es ihr mit den Worten und der Sichtweise eines Grundschulkindes: „ Das ist so gemein, dass wir alle sterben müssen!“
Beherrschend war vor allem die Unbeeinflussbarkeit des Todes, die ich total unfair fand, denn eines war mir schon damals klar: Weder Opa noch Meike hatten sich ausgesucht, dass sie sterben wollten.
Die Tatsache, dass für ihren siebenjährigen Sohn nicht etwa der Verlust des Großvaters im Vordergrund stand, sondern die hieraus bereits resultierte Angst vor dem Sterben anderer Menschen, allen voran meiner Eltern, dürfte meine Mutter rückblickend nicht wenig erstaunt haben.

Oma Hertha

Wie bereits geschildert, war mein Verhältnis zu meiner Großmutter väterlicherseits von vornherein durch andere Einflüsse geprägt, ohne dass ich diese im Kindesalter eindeutig hätte identifizieren können.
Regelmäßig war das Klima zwischen meinen Eltern angespannt, schon bevor es zum Besuch bei ihr ging und bereits die Fahrt zu ihrem Wohnort (der mit ca. einer Stunde Fahrtzeit gerade mal halb so weit entfernt war wie der Hof meiner Großeltern) war immer wieder irgendwie problembelastet. Es gab Streit bis hin zu Unwohlsein und empfundener Kreislaufschwäche meines Vaters.
Diese Umstände und die Tatsache, dass Oma Hertha allgemein deutlich weniger vital wirkte, dies auch selbst eindeutig so empfand und regelhaft kundtat, mögen meinen Umgang mit ihrem Tod beeinflusst haben, so dass ich diesen vollkommen anders wahrnahm als den meines Großvaters fünf Jahre zuvor:
Oma Hertha wirkte einfach (und war biologisch auch objektiv) älter und weniger aktiv als meine andere Oma. Gefühlt klagte sie eigentlich immer über körperliche Gebrechen, Schwäche und Einschränkungen.
Sie starb als ich 13 Jahre alt war.
Teils sicher dank meines Alters, vor allem aber wegen der gefühlten Gewissheit, dass sie „jetzt an einem besseren Ort“ war und dort mutmaßlich unbeschwert ihr jetziges Sein genießen könnte, empfand ich ihren Tod kaum als etwas „Schlimmes“.

Dies ging so weit, dass ich mich an einzelnen Punkten schwer tat, die ungewohnt emotionale Reaktion meines Vaters zu verstehen.
Rückblickend ist objektiv klar, dass er gerade seine Mutter verloren hatte - ungeachtet aller zuvor dagewesenen Probleme einer der größten möglichen Verluste im Leben eines Menschen. Und doch fiel es mir irgendwie schwer, seine Trauer zu verstehen, war ich doch überzeugt und beseelt von dem sicheren Gefühl, dass es Oma nun besser ging als zuvor.
Angesichts seiner Situation und meiner Position in der Familie als gerade beginnend pubertierender Jüngster fand ich jedoch nicht den Mut, ihm das zu sagen.

Auch, dass sie mir im Traum begegnet war und ich dort den Eindruck hatte, dass es ihr ungewohnt gut ging, fand ich unpassend, ihm gegenüber zu erwähnen.
Für derlei Esoterik war mein Vater - seines Zeichens Berufssoldat der Bundeswehr - nie der Typ gewesen.

Oma Rosa

Mit meiner Großmutter mütterlicherseits verband mich, sicher auch aufgrund des deutlich intensiveren Erlebens während der Urlaube und der längeren gemeinsamen Lebenszeit, die engste emotionale Bindung.
Sie war eine liebevolle, tatkräftige, schlicht nicht klein zu kriegende Person, die auch im zunehmenden Alter noch immer ihren Haushalt und das „Drumherum" selbst erledigte, Brennholz für den Ofen in ihrer Stube vom Speicher holte, Einkäufe selbst mit dem Auto erledigte und gefühlt immer lachte und zu allem einen Rat wusste. Eine „echte Oma" eben.
Noch im Grundschulalter, nach dem Tod meines Großvaters, wusste sie mir – ungefragt – den Rat zu geben, bloß keine ältere Frau zu heiraten.
Hintergrund war offenbar die Idee, dass man sonst beim mutmaßlich früheren Ableben des älteren Partners schlichtweg allein zurück bliebe, wie es ihr widerfahren war.
So weit hinterblickte ich diese Äußerung zu jener Zeit allerdings noch nicht, schließlich war meine damalige Grundschulliebe, von der ich natürlich überzeugt war, dass ich sie später heiraten würden, gerade mal ein Jahr älter als ich. Also – „alles safe!"

Oma Rosa starb, als ich 23 Jahre alt war.
Inzwischen studierte ich seit 8 Semestern Medizin und arbeitete neben dem Studium als Aushilfe im Krankenhaus.

Damit hatte ich auch bereits einige Erfahrung in der medizinischen Praxis sammeln können und den ein oder anderen Kontakt mit dem Tod und Sterben hinter mich gebracht, von dem ich später noch berichten werde.

Sie war zuhause gestorben.
Meine Cousine - ihre seinerzeit vierjährige Enkelin - hatte sie gefunden, als sie ihrer Mutter vorweg eilend ins Haus gelaufen war.
Omas Tod berührte mich sehr und doch war diesmal das Gefühl, das ich mit Ihrem Sterben verband, wieder ein gänzlich anderes.
Sie war vierzehn Jahre zuvor von ihrem Mann „allein gelassen" worden als er starb und ich war sicher, dass sie ihn all die Jahre schmerzlich vermisste, auch wenn ihre Kinder und Enkel ihr Leben weiterhin ein gutes Stück weit erfüllten.
Und so gönnte ich ihr, bei allem Schmerz über ihren Verlust, dass sie nun zumindest wieder mit ihrem geliebten Ehemann zusammen sein konnte.

Kirchlich gelebte Religion war in unserer Familie nie ein wirkliches Thema, aber auf dem ein oder anderen Weg hatten es meine Eltern (und vielleicht der Konfirmandenunterricht – auch wenn ich das seinerzeit nie so richtig wahrhaben wollte) offenbar geschafft, mir einen gut verwurzelten Glauben mit einem religiös geprägten Weltbild zu vermitteln.

Was mich aber am Tod meiner Großmutter emotional am meisten bewegte, war ein völlig anderer Aspekt.

Mein inzwischen gesammeltes medizinisches Grundwissen führte mich dazu, die Umstände ihres Sterbens kritisch (vielleicht gar übertrieben kritisch) zu hinterfragen.

Es zeigte sich aus den Schilderungen meiner Tante, dass Oma offenbar schon seit einigen Tagen vor ihrem Tod eine Leistungsschwäche beklagt hatte.
Am Freitag vor dem Wochenende, an dem sie starb, hatte ihre Hausärztin sie noch zuhause aufgesucht, da sie über erhebliche Luftnot und Brustschmerzen klagte. Außer einer (aus meiner damaligen Sicht halbherzigen) Medikamentenverordnung hatte diese jedoch keine Maßnahmen getroffen.
Weder war meine Oma der meiner Meinung nach erforderlichen, leitliniengerechten Diagnostik (EKG, Laboruntersuchung) zugeführt worden, noch hatte die Hausärztin die notwendige Krankenhauseinweisung veranlasst.
Die mich daher hauptsächlich umtreibende Emotion war also eine Mischung aus Enttäuschung und in gewissem Maße Wut über die – von mir damals nicht anders bewertbare – mangelhafte Leistung dieser Hausärztin.
Sie hatte dadurch meiner Oma gefühlt die Chance verwehrt, noch länger ein Teil des Lebens ihrer Kinder und Enkel zu sein und deren Aufwachsen weiter zu erleben.

Das Gefühl, dass dies so nicht hätte passieren müssen, und noch mehr, dass meine Oma das „Opfer“ ihres ländlichen Wohnorts mit seiner schwächeren medizinischen Infrastruktur und Versorgungsqualität geworden war, beherrschte meine Bewertung des Geschehenen.

Rückblickend litt darunter auch meine Objektivität.

So relativierte ich nicht weiter, ob Oma Rosa, die zeitlebens eine starke Persönlichkeit war, (man könnte gar sagen, sie hatte einen massiven Dickschädel) vielleicht einfach durch ihren erklärten Willen eine Krankenhauseinweisung verhindert hatte und ihrer Hausärztin gar keine andere Option gelassen hatte.
Dieser Gedanke fand in meiner aufstrebenden, medizinisch fachlich die Heilung verfolgenden Denke schlichtweg keinen Platz.

Ich war sauer.

II. Erste Male

Prolog

Für alles gibt es ein „erstes Mal“ im Leben.
In Erinnerung bleiben uns meist die einschneidenden, als „das Leben verändernd“ empfundenen Erlebnisse.

An dieser Stelle möchte ich einige dieser Erfahrungen schildern, die ich in ganz unterschiedlichen Zusammenhängen gemacht habe. Rückblickend ist es oft die Konfrontation mit einer „neuen“, anderen Situation, die den Blick auf vermeintlich Selbstverständliches Weg weisend verändert.

Der erste Tote

Nachdem meine ersten Erfahrungen mit dem Tod im familiären Umfeld eher abstrakt geblieben waren, sich also auf das „Verschwinden“ der Verstorbenen aus dem Lebensumfeld beschränkten, ohne dass ich meine Verwandten nach ihrem Tod nochmals gesehen hätte, traf mich mein erster „echter Kontakt“ mit dem Tod in Form eines massiven Eindrucks.

Im Alter von achtzehn Jahren versah ich mit einem erfahrenen Kollegen aus meiner Löschgruppe (der örtlichen Einheit der freiwilligen Feuerwehr) einen 24-Stunden-Dienst auf einer Berufsfeuerwache unserer Stadt.

Da unsere freiwillige Feuerwehr in einer Großstadt neben der direkt benachbarten Berufsfeuerwehr eher selten als erste an einem Brandort eintrifft, ist dieses Vorgehen nicht unüblich. Insbesondere jüngeren Kollegen sollen solche Dienste ermöglichen, Erfahrungen im Einsatz dienst zu sammeln.

In unserem Falle ist es Usus, dass man dabei von einem erfahrenen Kollegen sozusagen als Mentor und Kontaktperson begleitet wird.

Aus Platzgründen wurden wir bei Schichtbeginn auf zwei unterschiedliche Einsatzfahrzeuge verteilt. Ich wurde dem Löschgruppenfahrzeug zugeteilt, welches - als erstes Einsatzmittel nicht nur für Brandeinsätze, sondern auch für Hilfeleistungen aller Art - mit größter Wahrscheinlichkeit versprach, mir Einsatzerfahrung zu verschaffen.

Mein Freund und Kollege, Tom, zu dieser Zeit bereits ausgebildeter Gruppenführer (also mit der Qualifikation ausgestattet, ein Löschgruppenfahrzeug inklusive Personal in den Einsatz zu führen), versah seinen Dienst zunächst auf dem Tanklöschfahrzeug.
Wir verabredeten, zur Hälfte der Schicht zu wechseln, damit „jeder etwas davon hätte“.
Zu Schichtbeginn war es nach Übernahme der Fahrzeuge und der täglichen Überprüfung von Ausrüstung und technischer Ausstattung zunächst erforderlich, dass das Löschgruppenfahrzeug („mein Auto“) zur nächstgelegenen Tankstelle fuhr, um Treibstoff aufzunehmen.

Von dort wurden wir jedoch unmittelbar „weg alarmiert“, um mit dem Einsatzstichwort „PTÜR“ den Rettungsdienst zu unterstützen. Der Hintergrund dieses Einsatzstichworts ist der Folgende: Eine (mutmaßlich hilfsbedürftige) Person befindet sich hinter einer verschlossenen Tür und meldet sich nicht.
Da dem Rettungsdienst die technischen Mittel fehlen, um sich Zutritt zur Wohnung zu verschaffen, fährt zu diesem Zweck auch die Feuerwehr zu einer solchen Einsatzstelle.
In unserem konkreten Fall stellte sich die Lage vor Ort folgendermaßen dar: Ein allein lebender Mitbürger war von seinen Nachbarn in einem mehrgeschossigen Mehrfamilienhaus seit etwa zwei Wochen nicht mehr gesehen worden.

Obwohl von ihm bekannt war, dass er „zuckerkrank“ sei, hatte sich offenbar zunächst niemand darüber gewundert, dass sein Briefkasten nicht geleert worden war und er niemandem über den Weg gelaufen war.
Dies hatte sich jetzt geändert, als Nachbarn, die an seiner Wohnungstür vorbei gegangen waren, einen durchdringenden, sehr unangenehmen Geruch wahrgenommen hatten. Diese Nachbarn hatten nunmehr die Polizei verständigt, die wie der Rettungsdienst bei unserem Eintreffen bereits vor Ort war.
Als ich gemeinsam mit dem so genannten Angriffstrupp unseres Fahrzeugs ins Treppenhaus ging, kam uns bereits eine Kollegin der Polizei mit einem reichlich angewiderten Gesichtsausdruck entgegen, den ich angesichts des intensiven Geruchs nur allzu gut nachvollziehen konnte.
Dieser Geruch intensivierte sich nochmal um ein Vielfaches, als ein Kollege des Angriffstrupps die Wohnungstür gewaltsam geöffnet hatte.
Er öffnete diese nur kurz und zog sie anschließend rasch wieder zu, packte sein Werkzeug zusammen und machte sich mit den Worten
„Nääh, das brauche ich vor’m Frühstück nun wirklich nicht!“ auf den Weg zurück zum Fahrzeug.
Diese Äußerung sollte schon etwas heißen, denn Feuerwehrbeamte sind nicht eben bekannt dafür, gerne Schwäche zu zeigen – damals noch viel weniger als heutzutage.

Unser Zugführer indes öffnete die Wohnungstür und ging, mit einer Handlampe „bewaffnet“ in die halbdunkle Wohnung vor. Sein Blick schwenkte nach Erreichen des Wohn-/Schlafzimmers nach links und er sagte nur „Okay, alles klar, sichere Todeszeichen. Wenn noch jemand schauen möchte…“

Als erläuternde Anmerkung sei mir an dieser Stelle gestattet zu erwähnen, dass für Feuerwehrleute ebenso wie für jeden anderen Normalsterblichen - anders als für Ärzte – nur solche Umstände und Verletzungen als „sichere Todeszeichen“ gelten dürfen, die mit dem Leben eindeutig nicht vereinbar sind.

Angesichts dieser Aussage unseres Zugführers stellte ich mir also kurz selbst die Frage, ob ich denn wirklich „noch schauen mochte“. Da ich seinerzeit jedoch schon plante, Medizin zu studieren, hielt ich es für an der Zeit, mich mit diesem Eindruck zu konfrontieren und „schaute“.

Ihnen, liebe Leser, möchte ich eine detailliertere Beschreibung des Zustandes des Verstorbenen jedoch ersparen. Nur so viel sei erwähnt: Der Prozess der Verwesung hatte angesichts der sommerlichen Temperaturen der vergangenen Wochen bereits den Fortschritt erreicht, den der üble Geruch bereits vor der Tür nahegelegt hatte.

Ein Geruch übrigens, den man für den Rest des Tages nur sehr schwerlich wieder „aus der Nase“ kriegt.

Offenbar auch nach außen erkennbar beeindruckt ging ich aus dem Hauseingang heraus, zurück zum Fahrzeug, wo mich der Angriffstruppführer, sozusagen mein Ansprechpartner auf unserem Fahrzeug, bereits erwartete.

Er begrüßte mich mit einem väterlichen Blick und den Worten

„Na, Deine erste Leiche?“

„Hmmhmm“, antwortete ich nur und nickte.

„Stehst doch noch! Das heißt schon was!“ sagte er, nur um mir im nächsten Satz anzubieten, ich möge gerne zu ihm kommen, wenn ich darüber reden wollte.

Auch dies war zu jener Zeit als ein hervorstechendes Angebot zu bewerten, das ich als sehr freundliche Geste zu würdigen wusste.

In der Hauptsache blieben mir der eher abstrakte Anblick des Verstorbenen und der dazu gehörige Geruch in Erinnerung. Zwei Eindrücke, die ich noch heute sehr plastisch vor Augen habe.

Die erste Reanimation

Meine erste „eigene Reanimation", an der ich also tatsächlich physisch und eigenhändig beteiligt war, ereilte mich während meiner studentischen Aushilfstätigkeit in einem mittelgroßen Krankenhaus einer Stadt im Nachbarkreis.
Hier verdiente ich mir neben dem Studium etwas dazu, um mir so zusammen mit der Unterstützung meiner Eltern meine erste Wohnung leisten zu können.
Eingesetzt war ich in einer Position, die man wohl am besten mit „Mädchen für alles" beschreiben könnte.
Außerhalb des Werktagesbetriebs, also nachts und am Wochenende war in diesem Krankenhaus eine einzige Person zuständig, um von „pflegerischer" (also nichtärztlicher Seite) die Position in der internistischen und neurologischen Notaufnahme zu besetzen. Weiterhin gehörte dazu, bei Bedarf EKGs auf den Bettenstationen zu schreiben, die Assistenz bei notfallmäßigen Magen- und Darmspiegelungen zu übernehmen und letztendlich im Falle eines Notfalles auf einer der Bettenstationen als Teil des „Reanimationsteams" dorthin zu laufen und erste Maßnahmen zu treffen.

Der Patient war geschätzte siebzig Jahre alt und lag bereits auf der Normalstation, als ihn sein Kreislaufstillstand traf.
Dem Pflegepersonal war aufgefallen, dass der Herr in seinem Bett bewusstlos geworden und „blau angelaufen"

war und so hatten sie unverzüglich das Notfallteam gerufen und Wiederbelebungsmaßnahmen im Bett begonnen. Da ich zum einen das jüngste Mitglied des „Rea-Teams" war und mich zum anderen in der Situation eines Reanimationsalarms standhaft weigerte, auf den Aufzug zu warten, war ich (bemerkenswerterweise gemeinsam mit dem internistischen Dienstarzt, der mit mir aus der Notaufnahme die Treppen in den siebten Stock hochgelaufen war) einer der ersten, die im Zimmer des Patienten eintrafen.
Zuerst optimierten wir die Bedingungen, platzierten also ein Brett aus dem Fußteil des Krankenhausbettes unter dem Patienten auf der Matratze, um die Herzkompressionen effektiver zu gestalten. Weiterhin montierten wir das Kopfteil des Bettes mit zwei Griffen ab, um die Beatmung zu vereinfachen und eine rasche Intubation zu ermöglichen.
Anschließend übernahm ich – als das objektiv fachlich geringst qualifizierte Teammitglied – die Herzdruckmassage, den einfachsten Part des Ganzen.
Ich behielt diese Position, im Bett über dem Patienten kniend, auch bei, bis wir ihn, nach der Fahrt über die Flure und mit dem Aufzug ins Erdgeschoss, auf der Intensivstation den dort diensttuenden Kollegen übergaben.

Erstmalig legte ich also selbst „Hand an" den Patienten in dieser Wiederbelebungssituation und hielt ihn damit faktisch überbrückend am Leben.
Ein Erlebnis, das mich mit sehr gemischten Gefühlen zurückließ.

Auf der einen Seite war es ein begeisterndes Gefühl, die Chance zu haben, ein Leben durch das eigene Tun aufrecht zu erhalten, auf der anderen Seite brachte es das Bewusstsein, dass wir oftmals trotz aller Bemühungen leider nichts am Lauf der Dinge verhindern konnten.

Der Patient kam zu keinem Zeitpunkt zu einer eigenen Herzaktion zurück und verstarb weniger als eine Stunde später mit Beendigung der Reanimationsbemühungen auf der Intensivstation.

Die ersten „Bekannten“

Bei dieser ersten Reanimation gelang es mir noch relativ schnell, mich von dem Geschehenen gedanklich zu distanzieren, weil mir der Patient zuvor gänzlich unbekannt war und trotz des intensiven physischen Kontaktes letztlich auch blieb. Außerdem war mir im Rettungshelfer-Kurs, den ich im Rahmen meiner ehrenamtlichen Tätigkeit beim Roten Kreuz absolviert hatte, von vornherein vermittelt worden, dass man sich der nahezu aussichtslosen Perspektive einer Reanimation bewusst sein sollten und sich lieber keine größeren Hoffnungen auf Erfolg machen sollten.

Anders erging es mir im Fall von Frau Wolke.

Diese Patientin kam als Notfallpatientin in bereits kritischem Zustand bei einer fortgeschrittenen Bewusstseinstrübung zu uns in die Notaufnahme eben jenes Krankenhauses. Im Verlauf der Erstuntersuchung und der Einleitung erster Therapiemaßnahmen verschlechterten sich ihre Vitalparameter rapide.
Frau Wolke wurde im Beisein der diensthabenden internistischen Assistenzärztin und mir „reanimationspflichtig“.
Wir begannen sofort die notwendigen Maßnahmen und brachten die Patientin unverzüglich auf die Intensivstation, wo sie – ebenfalls nur wenig später – verstarb ohne jemals wieder einen eigenen Kreislauf erlangt zu haben.

Wo ist der wegweisende Unterschied zwischen diesen beiden Fällen, mögen Sie sich fragen.

Nun, Frau Wolke war mir persönlich, wenn auch entfernt, bekannt.

Sie war Lehrerin an meiner Grundschule gewesen und nach dem Einlesen ihrer Versichertenkarte war mir klar geworden, woher mir ihr Gesicht bekannt vorgekommen war.
Natürlich ist dies objektiv eine allenfalls mittelbare Bekanntschaft, aber es ist eben doch ein Riesenunterschied in der emotionalen Distanz, die man zu diesem Patienten aufbauen kann.

Ihr Fall beschäftigte mich noch Tage später.

Ähnlich geschah es mir – einige Jahre später, inzwischen war ich bereits als Notarzt tätig – in einem Feuerwehreinsatz.
Hier war ich eigentlich eingesetzt als Einheitsführer unserer Löschgruppe bei einem Wohnungsbrand.
Schnell wurde klar, dass in der Brandwohnung noch mindestens ein Mensch sein musste, denn der erste Angriffstrupp der Berufsfeuerwehr hatte nach dem gewaltsamen Öffnen der Wohnungstür festgestellt, dass der Schlüssel von innen steckte.
Da zu dieser Zeit zwar bereits ein Rettungswagen, aber noch kein Notarzt vor Ort war, besprach ich mich kurz mit dem Einsatzleiter.

Ich bot ihm an, ihm meine Einheit komplett direkt zu unterstellen und notärztlich tätig zu werden, falls bis zur Rettung der vermissten Person der inzwischen alarmierte Notarzt noch nicht vor Ort wäre.

Der Bewohner war rasch gefunden und wurde durch den ersten Angriffstrupp gemeinsam mit „meinem" Angriffstrupp bewusstlos aus der Brandwohnung gezogen worden.
Auf ein kurzes Nicken des Einsatzleiters hin streifte ich meine Kennzeichnungsweste als „Gruppenführer" ab, übergab ihm die Führung meiner Einheit, teilte dies über Funk „meinen" Einsatzkräften mit und wechselte in die Funktion des Notarztes.
Gemeinsam mit dem Team des Rettungswagens, das angesichts meiner ungewohnten Aufmachung in Brandschutzkleidung kurz stutzte, begann ich noch im Treppenhaus, eine Etage unterhalb des Brandgeschosses mit der Reanimation des leblosen Patienten.
Während die Rettungsassistenten sich mit der Herzdruckmassage abwechselten, intubierte ich den Patienten (was mir erstaunlicherweise trotz kompletter Rußschwärzung des gesamten Rachens und reichlich Sekret im Atemweg des mehr als nur untersetzten Mannes im ersten Versuch gelang) und begann die Beatmung.
In der zwischenzeitlich durchgeführten Rhythmuskontrolle zeigte das EKG des Patienten das Bild eines Kammerflimmerns, das sich durch die sofortige Defibrillation beenden ließ.

Ich konnte also dem inzwischen eingetroffenen, „städtischen“ Notarzt, der im Übrigen angesichts meines „merkwürdigen Outfits“ mindestens ebenso verwirrt war wie die beiden Rettungsassistenten zuvor, einen zumindest zufriedenstellend erstversorgten Patienten mit eigener Herzaktion und Kreislauf übergeben.

Aufgrund der massiven Rauchgasvergiftung wurde der Patient noch in derselben Nacht in ein Druckkammerzentrum verlegt, um ihm mittels hyperbarer Sauerstofftherapie seine ohnehin nur sehr geringe Überlebenschance zu bewahren.
(Diese Therapie, kurz HBO, bedeutet vereinfacht, dass man in einer sauerstoff-angereicherten Umgebung mittels künstlicher Druckerhöhung versucht, die größtmögliche Menge Sauerstoff in das Blut eines Patienten zu bringen.)

Nun ist es so, dass man in stressigen Situationen oftmals eine Art Tunnelblick entwickelt und sich derart auf die vor einem liegende Aufgabe fokussiert, dass einige Umgebungsumstände schlichtweg verschwimmen.
So war es auch im Falle dieser doch sehr dynamischen Entwicklung, die in rascher Folge wichtige Entscheidungen und teils ungewöhnliche Maßnahmen erforderte.
Ich kann mich also bis heute daran erinnern, wie es im Rachen und um den Kehldeckel dieses Mannes herum aussah.
Sein Gesicht aber habe ich während des gesamten Einsatzes nicht bewusst wahrgenommen.

So war es für mich tatsächlich äußerst überraschend, als mich am folgenden Morgen (bei meiner eigentlichen Arbeit im Krankenhaus) ein Feuerwehrkollege, mit dem ich „Tür an Tür“ aufgewachsen bin, anrief.
Er fragte mich, ob ich denn eigentlich wüsste, wen ich da vergangene Nacht reanimiert hatte.
Natürlich hatte ich keinen blassen Schimmer, worauf er hinaus wollte.
„Das war der Pankraz!“ sagte er und schilderte aufgeregt, dass seine Mutter (, die schon in unserer Kindheit immer als Erste wusste, was wer wie mit wem in unserem Wohnblock angestellt hatte) ihm gerade erzählt hatte, was mit „dem Oliver Pankraz“ in dieser Nacht schreckliches passiert war.
Ich hielt kurz inne und musste schlucken.
Nicht, dass wir engste Bekannte oder gar Freunde gewesen wären, aber persönlich bekannt war mir Herr Pankraz aus Kindheitstagen schon.

Er war gerade mal geschätzte acht bis zehn Jahre älter als wir und hatte zwei Häuser weiter in unserem Wohnblock gewohnt. Seinerzeit hatte sich der Kontakt meist auf „weg gekickte“ Fußbälle und anderes, „fliegen gegangenes“ Spielzeug beschränkt, doch jetzt verdingte er sich als Jugendtrainer im örtlichen Sportverein und war mir über ein, zwei Ecken und Vereinskontakte doch zumindest ein bisschen präsent.

Diesen Enddreißiger hatte ich nachts zuvor also vor mir auf dem Treppenabsatz liegen gehabt und hatte nach den Regeln der Kunst um sein Leben gerungen.

Und da war es plötzlich wieder, dieses „andere“ Gefühl, wenn einem das Geschehene ein kleines Stückchen näher rückt als die „Routinearbeit“ mit völlig unbekannten Patienten.

Er starb einen Tag später, wie mir der ärztliche Kollege im Druckkammerzentrum auf meine telefonische Nachfrage am Folgetag mitteilte. Sie hätten inklusive HBO „alles versucht“.
In der Bronchoskopie (quasi eine Art „Lungenspiegelung“ ähnlich dem Verfahren einer Magen- oder Darmspiegelung) habe es im Bronchialsystem des Mannes, so der Kollege wörtlich, „ausgesehen wie in Omma Schmitz‘ Klüttenkeller“ („Klütte“ = rheinländisch für Kohlenstücke).
Da sei für den Sauerstoff kein Weg mehr gewesen.

Verdammt!
Wir hatten alles getan und es hatte doch nichts genutzt.

Zum ersten Mal Zweifel

Alles getan – selbstverständlich!
So zumindest ist die Einstellung, die ich wie wohl die meisten Menschen vor und während des Studiums und sicher auch noch in meiner Anfangszeit als junger, hochmotivierter Assistenzarzt zur Medizin und natürlich (?!) insbesondere zu Wiederbelebungsmaßnahmen hatte.

Ein erster Zweifel daran, ob man denn immer alles nur erdenklich Mögliche tun muss, begegnete mir in einer anderen Einsatzsituation - ebenfalls im Dienste der Feuerwehr.
Allerdings kam dieser Zweifel seinerzeit nicht von mir - damals ging ich noch zur Schule - sondern ein erfahrener Rettungsassistent äußerte diesen, mir damals völlig unverständlichen Gedanken.

Aber zunächst zur Situation, die den Anstoß dazu brachte:
Der Alarm für unsere Löschgruppe kam abends nach Einbruch der Dunkelheit.
Als ich nach kurzer, eiliger Fahrradfahrt die Feuerwache erreichte, rief mir einer der bereits anwesenden Kollegen aufgeregt das Einsatzstichwort zu: „PZUG“ (inhaltlich bedeutend, dass eine Person auf den Bahngleisen von einem Zug erfasst wurde).
Bereits mit dieser Mitteilung schnellte unser aller Adrenalinspiegel in die Höhe.

Zum einen war es vollkommen unüblich, dass in unserer Stadt die freiwillige Feuerwehr zu einer solchen Einsatzlage alarmiert wird und zum anderen ist angesichts dieses Unfallhergangs meist kein guter Ausgang zu erwarten. Noch dazu hatte wohl jeder von uns seine eigene Sammlung an Bildern vor Augen von dem, was uns wohl in den nächsten Minuten erwarten würde. Außer unserem damaligen Einheitsführer mit jahrzehntelanger Einsatzerfahrung hatte zuvor schließlich noch keiner eine Begegnung dieser Art gehabt.
Vor Ort klärte sich die Verwirrung zumindest in gewissem Maße auf. So hatte uns der Einsatzleiter der bereits vor Ort befindlichen Berufsfeuerwehr nachgefordert, weil er „manpower“ zur Tragehilfe benötigte.
Die unter den Zug geratene – korrekter ausgedrückt: gesprungene – Frau wirkte nämlich zumindest äußerlich noch erstaunlich unverletzt, und so hatte die Notärztin beschlossen, sie zu reanimieren. Im Weiteren sollte die Patientin auch unter Fortführung der Reanimationsmaßnahmen ins Krankenhaus gebracht werden.
Da in diesem Bereich der Bahnstrecke seinerzeit Umbaumaßnahmen stattfanden, war ein Transport auf der Krankentrage über einige hundert Meter durch unwegsames, lehmig hügeliges Gelände erforderlich - das Ganze unter laufender Reanimation.
Unser Job.
Zu dieser Zeit wäre ich nie auf die Idee gekommen, die Entscheidung der Notärztin auch nur ansatzweise in Frage zu stellen. Sie war ja schließlich Ärztin, definitionsgemäß wusste sie also besser als alle anderen Beteiligten, was zu tun und was richtig war.

Entsprechend erstaunt war ich, als sich später der bereits erwähnte Rettungsassistent einigermaßen abschätzig über den seiner Meinung nach „völligen Unsinn“ äußerte, den wir da gerade bewerkstelligt hatten.
Anders als ich und die meisten meiner Kollegen wusste er bereits um die Aussichtslosigkeit all dieser Maßnahmen.
Ich persönlich hielt ihn damals nur für zynisch und anmaßend und empfand diese Äußerung als sehr unpassend.

Heute weiß ich, dass er schlichtweg Recht hatte.

„Erster am Ort“

Dieselbe Bahnstrecke, ein paar hundert Meter weiter, einige Jahre später.
Wir besetzten die Wache der benachbarten Berufsfeuerwehr aufgrund einer stadtweiten Großeinsatzübung.
Dort waren die Kollegen der BF mit eingebunden und so waren wir „abgeordnet“, um den Grundschutz in unserem gemeinsamen Wachgebiet sicher zu stellen.
Normalerweise verspricht diese Situation einen gemächlichen Tagesverlauf, denn dieser Wachbezirk ist aus Sicht der BF ein eher ruhiges Terrain, die Wache ist im Rest der Stadt teils gar als „Dornröschenwache“ bekannt.
Nichtsdestotrotz ist es für die Kollegen der freiwilligen Feuerwehr, die sonst gewohnt sind, nach oder gemeinsam mit der Berufsfeuerwehr auszurücken, natürlich etwas Besonderes.
Die Idee „in erster Reihe“ zu stehen mit der Perspektive, selbständig und primär eigenverantwortlich in den Einsatz zu gehen, pusht die Motivation aller Beteiligten.
Nun, an diesem Tag sollte es so sein und im Nachhinein wünschten sich wohl alle, dass es gerade heute anders gewesen wäre.

Das Übungsszenario für die zuvor erwähnte Großeinsatzübung sollte einen Schwerpunkt der technischen Hilfeleistung umfassen, so viel war im Vorhinein bereits bekannt geworden. Gerüchte besagten, dass es um eine Lage mit vielen Verletzten aufgrund eines – wie auch immer gearteten – Eisenbahnunfalls gehen sollte.

Und so geschah es, dass, als nach dem verlängerten gemeinsamen Frühstück der Wachalarm mit dem Stichwort „PZUG“ (inzwischen wissen Sie bereits, was das heißt) einlief, die meisten meiner Kollegen zunächst dachten, wir würden nun nachträglich auch noch an der beschriebenen Einsatzübung teilnehmen und man hätte uns dazu jetzt „scharf“ alarmiert.
Die Verwirrung legte sich allmählich und rasch wurde allen klar: An der genannten Einsatzstelle, auf der im Betrieb befindlichen Bahnstrecke in Höhe des Haltepunkts unweit unserer Wache würde sicher keine Übung abgehalten werden.
Nach und nach wichen die Diskussionen um „Übung oder nicht“ der Stille, in der sich jeder Beteiligte während der Anfahrt zum Einsatzort das kommende Geschehen ausmalte. Einzig kurze Absprachen zum geplanten Vorgehen wurden im Einsatzfahrzeug ausgetauscht.

Tom, unser Einheitsführer, den Sie schon aus dem 24h-Dienst mit „meiner ersten Leiche“ kennen, und ich beschlossen gemeinsam, dass ich als Erstes vorgehen sollte. Als vermeintlich Höchstqualifizierter (inzwischen Medizinstudent im neunten Semester und Rettungshelfer) sollte ich zusammen mit einem Kameraden, der bereits Rettungssanitäter war – falls überhaupt noch möglich und erforderlich – Erstmaßnahmen durchzuführen.
Besonnenerweise behielt Tom zunächst alle weiteren Kollegen unserer Einheit aus dem näheren Umfeld des Einsatzgeschehens zurück.

Er beauftragte sie mit der Sperrung des Bahnsteigs für andere Fahrgäste und Unbeteiligte und mit der Absicherung der Bahnstrecke, um uns ein sicheres Arbeiten zu ermöglichen.
Ich sprintete also mit unserem „Rescue-Bag“ ausgestattet die ca. 60 Treppenstufen zum Bahnsteig des Haltepunktes hinauf und war für einen kurzen Moment völlig perplex.

Denn oben angekommen sah ich als Erstes – nichts!
Kein Zug, keine Menschen, nichts!

Kurz hinterfragte ich, ob dies sicher die richtige Einsatzstelle sein konnte und erblickte dann einen Bahnmitarbeiter am Ende des Bahnsteigs, der mich zu sich winkte. Im Näherkommen sah ich dann auch „Irgendetwas“ im Gleisbett liegen.
Dieses „Etwas“ hatte aus der Ferne zwar in groben Zügen Gemeinsamkeiten mit der Anatomie eines menschlichen Körpers, lag aber in einer derart absurd deformierten Lage dort unten, dass ich es zunächst für eine Puppe hielt.
Angesichts dieses verwirrenden Eindrucks überlegte ich für einen kurzen Augenblick absurderweise erneut, ob es sich hierbei nicht doch um eine Übung handeln könnte.

Der Bahnmitarbeiter bestätigte mir rasch, dass dies nicht der Fall sei und im näheren Herantreten war ich mir sicher, dass die „Puppe“ die grotesk verformten Reste eines menschlichen Körpers waren.

Dann erst bemerkte ich auch den Zug, einen Regionalexpress, der in der Ferne, geschätzte 200 – 300m weiter, nach seiner Notbremsung zum Stillstand gekommen war.

Damit passte das Bild dann „endlich“ wieder zusammen und ich schaffte es, meine Gedanken zu sortieren und geordnet weiter vorzugehen.
Über Funk gab ich die Rückmeldung an meinen Einheitsführer
„Eine Person im Gleisbett - Sichere Todeszeichen. Der Zug steht ein paar hundert Meter weiter, Näheres wird erkundet.“
Wir marschierten also weiter zum Regionalexpress und kümmerten uns zunächst um den noch recht jungen Lokführer (oder „Triebfahrzeugführer“, wie es korrekterweise bei der Bahn heißt), der erstaunlich gefasst wirkte.
In einem Automatismus nach der Notbremsung und dem Stillstand des Zuges hatte er sein Fahrzeug außer Kraft gesetzt, das Rollo der Frontscheibe zum Schutz vor den optischen Eindrücken komplett herunter gezogen und sich zum Durchatmen auf einen Notsitz gesetzt.
Nein, das sei nicht sein „Erster“ gewesen, antwortete er, aber weiterfahren würde er jetzt trotzdem nicht…
(Dies hätte jedoch ohnehin nicht zur Debatte gestanden).
Nachdem wir ihn dann zur weiteren Betreuung an die inzwischen eingetroffene Rettungswagen-Besatzung übergeben hatten, gingen mein Kollege und ich noch einmal kurz durch den Zug, um festzustellen, dass sich erfreulicherweise keiner der Fahrgäste ernsthaft verletzt hatte.

Damit war unser Einsatz beendet, die Polizei übernahm die Einsatzstelle und wir fuhren heim.

Der Rest des Tages blieb ereignislos, was aber keinen der Beteiligten so recht störte. Wir hatten alle genug damit zu tun, das Erlebte gemeinsam zu verarbeiten.
Für viele der jüngeren Kollegen war dies quasi die erste „Begegnung" mit dem Tod und obwohl Toms überlegtes Vorgehen erfreulicherweise verhindert hatte, dass alle die Bilder des Toten „mit nach Hause nahmen", war die Mischung aus Entsetzen, Ratlosigkeit und Trauer bei allen Beteiligten spürbar.
Wir saßen an diesem Abend nach Beendigung des Dienstes noch lange im Keller eines Kollegen zusammen und sprachen über das Erlebte oder besser, lenkten uns gegenseitig bei der einen oder anderen Anekdote ab.
Bei unterschiedlichen Kaltgetränken fanden wir so einen positiven Ausklang dieses undankbaren Tages.
Dies war quasi unsere private Form der „PSU" (kurz für Psycho-Soziale Unterstützung), einer Einrichtung zur Nachsorge für Einsatzkräfte nach belastenden Einsätzen, die erfreulicherweise heutzutage nahezu selbstverständlich existiert.

Seinerzeit steckte dieses Konzept aber noch in den sprichwörtlichen Kinderschuhen und hatte keine wirkliche Verbreitung gefunden. Heute ist die PSU aus dem Einsatzalltag nicht mehr wegzudenken und aus meiner Sicht unverzichtbar. Aber dazu später mehr.

Überflutung mit dem Tod

Der Psychologie-Dozent in unserem „Notarztkurs" (dem zehntägigen Seminar, das uns Ärzte fachlich neben einer Handvoll geforderter Erfahrungsnachweise dazu befähigen soll, notfallmedizinisch tätig zu werden) brachte uns ein sehr schönes Bild als Vergleich näher, wenn es um das Tragen und Ertragen psychischer Belastungen geht.
Ein Vergleich, den ich so passend und zutreffend finde, dass ich ihn verinnerlicht habe und bis heute gerne zitiere:

„Sehen Sie das Leben als eine Wanderung. Auf Ihrem Weg machen Sie Erfahrungen und sammeln prägende Eindrücke, die sie behalten. Sie packen sie sozusagen in Ihren Wanderrucksack und nehmen sie mit. Mal führt Sie Ihr Weg bergan und ist anstrengender, mal ist es leichter, weil es geradeaus oder bergab geht. Unter den Eindrücken, die Sie sammeln wird es immer wieder solche geben, die Ihren Rucksack schwerer machen.
Das Wichtigste ist, rechtzeitig zu erkennen, wann die Last zu schwer wird und dann eine Rast einzulegen, bevor sie diese Last nicht mehr tragen können und darunter zusammen brechen.
Dann setzen Sie sich mit einem Freund an den Wegesrand und packen Ihren Rucksack einfach mal aus.
Sie schauen gemeinsam nach, ob sie wirklich alles noch brauchen, was darin liegt oder ob sie nicht vielleicht das ein oder andere einfach loswerden, quasi wegwerfen können.

Und sicher wird Ihr Freund Ihnen anbieten, Ihnen einen Teil der Last abzunehmen, in seinen Rucksack zu packen und für Sie zu tragen und sie werden sehen, wie viel leichter es ist, die Wanderung anschließend fortzusetzen."

Inzwischen kenne ich dieses wunderschöne Bild und führe es mir immer dann vor Augen, wenn ich das Gefühl habe, dass „da wieder etwas in meinem Rucksack gelandet ist".

Der Tag, denen ich Ihnen jetzt schildern möchte, liegt aber ein gutes Stück weiter zurück, im Jahre 1999. Ich war Student im zweiten Semester, noch weit entfernt von Notarztkursen und praktischer Erfahrung.
Und dieser Tag hatte es in sich.
In diesem September absolvierte ich mein Pflegepraktikum, was so viel heißt, dass ich als Medizinstudent für zwei Monate auf einer Bettenstation im Krankenhaus eingesetzt war.
Dort arbeitete ich mit den Schwestern und Pflegern zusammen und lernte so die Abläufe und Tätigkeiten in der Pflege der Patienten praktisch kennen.
Auch wenn mir klar war, dass dies auf Dauer nie ein Job für mich werden könnte und insbesondere Hilfestellung für Pflegebedürftige bei Toiletten- und Hygieneverrichtungen sicher nicht meine Traumtätigkeiten sind, fühlte ich mich dort sehr wohl. Ich erfüllte alle mir übertragenen Aufgaben mit größtmöglicher Motivation und Zuwendung, denn auf keinen Fall wollte ich als „arroganter Student, der sich für was Besseres hält" dastehen.

Noch dazu waren das Klima und das Teamwork mit den Schwestern und Pflegern großartig.
Dieser Montag begann wie gewohnt – Frühstück, ab ins Krankenhaus, Umziehen, auf geht's – Pflege!

Bereits in der Umkleide hörte ich im Radio, dass Raissa Gorbatschowa gestorben war.
Okay, weit weg, aber doch zumindest eine so bekannte Person, das man es zur Kenntnis nimmt.

In der morgendlichen Pflegeübergabe dann fiel mir auf, dass ein Patientenname auf der Stationsliste fehlte.
Es war der Name meiner „Lieblingspatientin“, einer unglaublich herzlichen, freundlichen, älteren Dame, zu der ich im Laufe der vorangegangenen Wochen eine emotionale Bindung aufgebaut hatte.
Sie war objektiv unheilbar an einem metastasierten Krebsleiden erkrankt, nach eigenen Schilderungen seit Jahren ohne Kontakt zu ihrer einzigen Tochter, verwitwet, allein. Als es „zuhause nicht mehr ging“, hatte sie sich widerwillig ins Krankenhaus einweisen lassen und war auf unserer Station gelandet.
Es war ihr höchst unangenehm, dass sie bei einfachsten Verrichtungen zunehmend Hilfe brauchte und anfänglich war es ihr regelmäßig peinlich, wenn sie schellte und ich anstelle einer Schwester an ihrem Bett erschien, um ihr beim Toilettengang zu helfen. Doch wenn die Schwestern aufgrund ihrer höheren Qualifikation für medizinische Interventionen gebraucht wurden, blieb halt nur noch der Praktikant für solche einfachen Hilfestellungen übrig.

Sie akzeptierte das und arrangierte sich mit den Gegebenheiten und das Ganze verlor zunehmend an Scham und Peinlichkeit.
Da sie nie Besuch bekam und wir uns bei anderen Gelegenheiten wie dem Anreichen von Essen etc. nett unterhielten, nahm ich mir dann und wann zwischen den Pflegetätigkeiten Zeit für sie. Dann setzte ich mich zu ihr ans Bett und wir unterhielten uns.
Ich spürte, wie gut ihr das tat, einfach mal jemanden zum Reden zu haben und freute mich, dass ich ihr auf so einfach Art und Weise „helfen" konnte.
Wir wussten beide um ihre Prognose und den Verlauf ihrer Erkrankung und doch hatte ich mich vor meinem freien Wochenende optimistisch und mit guten Wünschen „bis Montag" von ihr verabschiedet. Doch an diesem Sonntag war sie verstorben.

Ein mulmiges Gefühl in der Magengegend machte mir klar, wie nahe mir das ging, obwohl ich diese Frau kaum kannte und obwohl von vornherein klar war, dass sie das Krankenhaus nicht mehr lebend verlassen würde. Ich hatte mehr emotionale Nähe zugelassen als bei anderen Patienten und das war wohl die „Quittung".

Im weiteren Verlauf des inzwischen ohnehin schon getrübten Tages war es wiederum das Radio, das nunmehr den Tod einer stadtbekannten und beliebten Lokalgröße, eines „Originals", der noch dazu in unserem Stadtteil gelebt hatte, kundtat.

‚Hmmm,' dachte ich, ‚heute ist aber was los…'

Meine Schicht endete und nahezu unmittelbar nach meiner Heimkehr aus dem Krankenhaus machte ich mich von zuhause auf den Weg zur Feuerwache:
Montag, Übungsdienst.

Der Dienst beginnt zwar erst um 19:00 Uhr, aber weit vorher treffen sich bereits motivierte Kollegen, um notwendige, technische Instandhaltungen durchzuführen. Zu jener Zeit betreute ich außerdem eine Jugendfeuerwehrgruppe, die sich bereits um 17:00 Uhr zum gemeinsamen Übungsdienst traf.

Daher war ich schon auf der Wache, als der Wachalarm der Berufsfeuerwehr einen Einsatz für das Löschgruppenfahrzeug (kurz: LF) signalisierte.
Die Brandschutzkollegen, die in unserer Stadt allesamt mindestens ausgebildete Rettungssanitäter sind, sollten mit dem LF als sogenannter „first responder“ (eine Art überbrückende, professionelle Erste Hilfe) zu einem medizinischen Notfall fahren, da der Rettungswagen und auch der Notarzt von weiter entfernten Wachen kommen würden.
„KIND 2“ (übersetzt: ein schwerwiegender medizinischer Notfall bei einem Kind, bei dem der Einsatz eines Notarztes erforderlich ist) war das Einsatzstichwort, das ohnehin bei jedem Retter automatisch den Adrenalinspiegel steigen lässt. Und das auch noch mit dem LF, das allenfalls über eine notfallmedizinische Basisausstattung verfügt!

Rückblickend einigermaßen unreflektiert (und völlig übermotiviert) lief ich rüber zu den gerade ausrückenden Kollegen der BF und bot dem Zugführer meine Mithilfe an mit der Argumentation, ich sei Medizinstudent.
Wenn man objektiv darüber nachdenkt, war ich als Zweitsemester im Kreise der einsatzerfahrenen BF-Kollegen fachlich sicher das kleinste Licht am Tannenbaum. Dennoch ließ der Zugführer mich mitfahren.

Vor Ort trafen wir eine Mutter mit ihrer ca. sechs- bis achtjährigen Tochter auf dem Arm vor ihrer Haustür an. Das Kind war bereits massiv blau angelaufen und hing schlapp auf ihrem Arm. Ein Bild, das hinsichtlich Atmung, Kreislauf und Bewusstsein keine größeren Hoffnungen weckt.
Die Kollegen übernahmen das Kind von seiner Mutter und begannen sofort mit der Reanimation.

Als der Rettungswagen eintraf, brachten sie die Kleine in den Patientenraum und setzten die Maßnahmen dort fort bis der Notarzt eintraf und das Mädchen angesichts der aussichtslosen Lage für tot erklärte.
Ich fragte einen der Kollegen, der mit mir außerhalb des Rettungswagens stand und er bestätigte mir, dass sie gestorben sei und fügte unverzüglich an,
„Aber es ist der Job vom Notarzt, das der Mutter zu sagen!“
‚Klar‘, dachte ich, ‚warum sagst Du mir das?‘

Ich wollte das sicher nicht tun!

Anschließend holte mich das Einsatzfahrzeug unserer Einheit an der Einsatzstelle ab und ich war froh, diesen Ort so zeitnah verlassen zu dürfen. Aber an einen geordneten Übungsdienst, den ich hätte leiten sollen, war für mich jetzt nicht mehr zu denken.

Im Mannschaftsraum unseres LF Platz genommen sackte ich in mich zusammen, warf meine Einmalhandschuhe in die Ecke, starrte stumpf geradeaus und fragte mich, wer denn wohl heute noch sterben sollte.

Ich hatte genug!

Der erste Notarztdienst

Um als Notarzt tätig werden zu dürfen, muss man abhängig von den Bestimmungen der zuständigen Landesärztekammer eine Handvoll Voraussetzungen erfüllen. Dazu zählen der bereits erwähnte zehntägige Kurs, der Nachweis einer gewissen Berufserfahrung und einiger Basisfertigkeiten. Außerdem ist eine von der Kammer festgelegte Mindestanzahl an Notarztpraktikumseinsätzen mit schwer verletzten oder erkrankten Patienten unter der Anleitung eines erfahrenen Kollegen oder einer Kollegin nachzuweisen.

Frisch vom Notarztkurs zurückgekehrt und mit aktuellem Wissen vollgepumpt fühlt man sich großartig und brennt darauf, das Gelernte in die Praxis umzusetzen.
Im Laufe der Praktikumseinsätze zeigt sich jedoch oftmals rasch, dass die Wirklichkeit nicht so oft „nach Standard" abläuft und nicht jeder Einsatz offenbart auf den ersten Blick all seine medizinischen Tücken und Geheimnisse.
Dazu gesellen sich alltägliche, eigentlich banale Probleme wie „wie kriege ich den Patienten über die eben passierte hühnerleiterartige Treppe aus dem Dachgeschoss überhaupt in meinen Rettungswagen?".
(Zahlreiche, eindrucksvolle Schilderungen, die Ihnen die Facetten dieses Berufs liebevoll näherbringen, finden sich übrigens in den Büchern der Kollegen Jörg Nießen und Falk Stirkat).

Von der Wirklichkeit eingeholt können Sie sich das Gefühlsleben eines Notarztes in seinen ersten Diensten irgendwo zwischen „Jetzt darf's dann aber auch mal losgehen!“ und „Was mag mich bloß erwarten?“ vorstellen.

Mein erster Dienst als Notarzt aus dem Stationsbetrieb eines kleinen Krankenhauses heraus begann mit einer herzlichen und dankenswert fürsorglichen Geste zweier Kollegen:
Zunächst kam Dieter, ein altgedienter Kollege aus unserer chirurgischen Abteilung zu mir, nahm sich ein Schmierzettelchen, kritzelte dort seine Handynummer drauf und gab mir diesen mit den Worten „Du machst das schon, keine Sorge! Und wenn Du mal nicht weiter weißt, ruf mich einfach an, ich helfe Dir gerne!“
Ihm folgte Wiebke, eine internistische Kollegin, die bei uns in der chirurgischen Ambulanz einen Teil ihrer allgemeinmedizinischen Weiterbildungszeit absolvierte.
Sie nahm mir den Zettel aus der Hand, kritzelte ihrerseits ihre Handynummer daneben und sagte: „Und wenn's internistisch ist und Du nicht weiter weißt, dann rufst Du mich an! Davon hat der Dieter nämlich keine Ahnung!“ und gab mir mit einem lauten Lachen den Zettel zurück.

Ich war selbstbewusst genug, mich für den Dienst einigermaßen gerüstet zu fühlen, aber dieser Zettel in der Brusttasche meiner roten Jacke nahm mir noch einmal gute 99% meiner verbliebenen Unsicherheit und dafür war ich beiden sehr dankbar.

Der Tag gestaltete sich anfänglich ruhig, sehr ruhig sogar – eigentlich viel zu ruhig für meinen Geschmack!
Wo wir sonst durchschnittlich 10 – 14 Einsätze in 24 Stunden fuhren, passierte bis etwa 11:30 Uhr gar nichts. Und mit jeder Minute wurde ich unruhiger und angespannter, wie ein Sportler vor dem Wettkampf.

Dann endlich, der Piepser: Ein internistischer Notfall, eine Dame mittleren Alters mit Herzrhythmusstörungen. Nichts Wildes, in ihrem Fall keine akut bedrohliche Erkrankung, kein Interventionsbedarf für mich als Notarzt. Wir brachten sie also in die Klinik und übergaben sie den Internisten zur weiteren Diagnostik.

Damit war der Startschuss scheinbar gefallen, denn bereits wenige Minuten später ging es weiter und diesmal überraschte mich bereits die Nachricht auf dem Display meines Piepsers:
„PHÄNGT, BAB A 61, Anschlussstelle Burgdorf" (übersetzt: eine erhängte Person auf der Bundesautobahn in Höhe der Anschlussstelle)

Wie bitte?!?
Vor meinem geistigen Auge sah ich mich bereits mit dem Bild eines am Geländer einer Autobahnbrücke aufgeknüpften Menschen konfrontiert und begann, zu überlegen, wie da wohl am besten dranzukommen wäre.
Ohne Drehleiter ginge wohl nichts, dachte ich noch, denn wie sonst sollte diese Nachricht zu deuten sein.
Zugegeben, ganz so filmreif endete das Ganze nicht.

Vielmehr wurden wir von Mitarbeitern der Autobahnmeisterei an eben jener Anschlussstelle entgegen genommen und im an die Autobahn grenzenden Gebüsch zu einem kleinen Baum geführt, an dem sich ein junger Mann offenbar erhängt hatte.

Siebzehn Jahre alt war er und am Vortag bei der Polizei als vermisst gemeldet worden. Jetzt hatten ihn die Herren der Autobahnmeisterei dort durch Zufall gefunden, weil ihnen sein Fahrrad am Wegesrand aufgefallen war.

„Sichere Todeszeichen".

Die Polizei identifizierte den Toten und ich füllte den Totenschein aus. Von den Eindrücken betroffen und daher ein wenig unkonzentriert brauchte ich ein paar Minuten länger als sonst für das grüne Formblatt mit den vier Durchschlägen.

Kein guter Einstand, dachte ich noch. Doch viel Zeit zum Darüber-Nachdenken blieb mir (erfreulicherweise) nicht.

Noch von dieser Einsatzstelle wurden wir weiter geschickt zum nächsten Einsatz.

„Akute Atemnot" war die Information, die uns die Leitstelle über Funk mit auf den Weg gab. Außerdem teilte man uns noch mit, dass derzeit kein Rettungswagen verfügbar sei und stattdessen ein Krankenwagen aus der Nachbarstadt zu uns käme.

Es war also klar, wir wären als Erste dort - Ingolf, „mein" Rettungsassistent, und ich. Nichts mehr von Idealbedingungen wie im Notarztkurs - keine drei Rettungsassistenten mit mir gemeinsam im Raum – im Gegenteil, noch nicht mal ein Raum, wie sich rasch herausstellen sollte.

Vor Ort begrüßte mich ein Mann Mitte dreißig, der die Beifahrertür unseres Notarzteinsatzfahrzeugs (kurz: NEF) von außen öffnete und mir entgegenrief:
„Kommen Sie schnell, ich glaube, die Frau dahinten im Auto ist gerade gestorben!"
Ein bisschen verdutzt angesichts dieser überfallartigen Ansage erwiderte ich nur reflexartig
„Na, das wollen wir ja mal nicht hoffen!", griff mir einen Teil unseres Notfallequipments und lief zu dem besagten PKW, der geparkt in der überdachten Durchfahrt zu einem Innenhof stand.
Auf dem Rücksitz fand ich eine ältere Dame vor, die tatsächlich mit einer offensichtlichen Blauverfärbung des Gesichtes und ohne Reaktion auf Ansprache oder Schmerzreiz mehr tot als lebendig wirkte.
Ich zog sie aus dem PKW, vorbei an der ebenfalls etwa Mitte dreißig jährigen Frau, die um das Auto herumlief und nur noch rief:
„Meine Mutter! Meine Mutter!"
Ich legte sie daneben auf dem Boden ab.
Schnell stellte ich fest, dass sie weder Atmung noch Kreislauf hatte und begann mit der Wiederbelebung.

„Das ist ne Rea!" rief ich Ingolf noch zu, um ihn auf meinen Wissensstand zu bringen und einen gewissen innerlichen Standardablauf in Gang zu setzen, während er in einem kurzen Sprint zum NEF lief und noch weitere Ausrüstung holte.

Die Reanimation lief gut für diese improvisationsbedürftigen Bedingungen und erstaunlicherweise waren wir primär erfolgreich:
Wir konnten die Dame intubiert und beatmet mit eigenem Kreislauf auf unsere Intensivstation bringen.
Dort allerdings verstarb sie wenige Tage später.

Das eigentlich Skurrile an der gesamten Situation war aber die Entstehung, die sich nach und nach aufklärte. Die Patientin hatte sich wegen Luftnot und Brustschmerz von ihren Angehörigen (der Herr, der mir eingangs die Autotür geöffnet und die Patientin als „die Frau dahinten im Auto“ bezeichnet hatte, war ihr Schwiegersohn) zu ihrem Hausarzt fahren lassen.
Dieser hatte sie untersucht und eine Krankenhauseinweisung ausgestellt, auf der die Verdachtsdiagnose „Verdacht auf NSTEMI“ (eine Abkürzung für einen im EKG nicht erkennbaren Herzinfarkt) vermerkt war.
Damit hatte er sie – statt berechtigterweise den Rettungsdienst zu rufen – dann mit ihren Angehörigen ins Krankenhaus geschickt, verbunden mit der Bemerkung, „sie könne aber ruhig zuhause noch ein paar Sachen packen“.

Zuhause angekommen war ihre Tochter in die Wohnung gegangen, um eben dies zu tun, und hatte bei ihrer Rückkehr gemeinsam mit ihrem Mann festgestellt, dass ihre Mutter auf dem Rücksitz nicht mehr antwortete und allenfalls noch röchelnde Atemgeräusche von sich gab.

Folgerichtig hatte sie den Notruf gewählt und …
auf uns gewartet.

Die Tochter war, wie sich später herausstellte, ausgebildete Krankenschwester und doch wusste sie sich in dieser Stresssituation, konfrontiert mit dem offenbar drohenden Tod ihrer Mutter, nicht zu helfen.

Genau wie ihr Mann war sie handlungsunfähig, nicht in der Lage, etwas zu unternehmen und Wiederbelebungsmaßnahmen, die sie mutmaßlich beherrschte, zu beginnen.

Ein Umstand, für den mir als „frischgebackener Lebensretter“, der auf diese Abläufe quasi gedrillt worden war, an diesem Tag jedes Verständnis fehlte.

Ebenso wie für die Verfahrensweise des Hausarztes, der zwar die richtige Diagnose gestellt hatte, aber aus mir nicht nachvollziehbaren Gründen die Patientin nicht unverzüglich mit notärztlicher Begleitung ins Krankenhaus hatte bringen lassen.

So saßen wir im Anschluss an diesen Einsatz, nachdem wir unsere völlig zerpflückte Ausrüstung wieder einsatzbereit gemacht hatten, zusammen auf der Rettungswache und waren vereint in diesem eigentümlichen Gefühlsgemenge:

Irgendwo zwischen der Zufriedenheit mit unserer Leistung (immerhin lebte die Patientin zu diesem Zeitpunkt ja noch) und Verständnislosigkeit – für den Hausarzt, für die Angehörigen und … ja und für den jungen Mann vom Einsatz davor, der sein junges Leben einfach so beendet hatte ohne uns eine Gelegenheit zu lassen, ihm zu helfen. Mutmaßlich aus Liebeskummer, so lauteten später die Gerüchte.

III. „Gehen dürfen“

Prolog

Wenn das Leben ein Ende findet, ist das nicht immer ein plötzliches und unerwartetes Geschehen.
Wie im Fall meiner zuvor beschriebenen „Lieblingspatientin“ im Pflegepraktikum gibt es natürlich schwere, unheilbare Krankheiten, häufig Krebserkrankungen, deren Verlauf wir trotz modernster Medizin nicht aufhalten können.

Die Palliativmedizin befasst sich schwerpunktmäßig damit, diese Patienten angemessen zu behandeln und sucht den besten Weg zwischen dem was hochleistungsmedizinisch möglich ist und schlichtem Nichtstun und „In-Ruhe-Lassen“.
Dabei verfolgt sie als oberstes Ziel das bedarfsgerechte Wohl und die Würde des Patienten und rückt damit erfreulicherweise auch immer weiter in das Bewusstsein der Öffentlichkeit und der Einzelnen.
Dass dies aber nicht immer selbstverständlich war und auch heute noch nicht immer ist, zeigen die folgenden Begebenheiten.

Tina

Sie war eine Freundin meiner Eltern, zufällig die Mutter einer Mitschülerin aus meinem Jahrgang in der Oberstufe.
Zeitlebens war sie, so bekam ich es bei den wenigen persönlichen Begegnungen, die wir hatten und aus den Erzählungen meiner Eltern mit, eine vor Lebensfreude sprühende Persönlichkeit, eine liebenswerte, temperamentvolle Person.
Nichts an ihrem Verhalten ließ auf die bereits durchlebte und vermeintlich überstandene Brustkrebserkrankung schließen – sie genoss das Leben.
Doch eines Tages zeigte sich in einer Routinekontrolle ein erneuter Tumorbefund.
Die Lebensfreude wich kurzzeitig der Angst und Sorge vor den Strapazen der nun erneut anstehenden Chemo- und Strahlentherapie. Doch Tina war nicht bereit aufzugeben, fasste Mut und stellte sich den folgenden Prozeduren - die ganze Zeit unterstützt und getragen von ihrer Familie und ihren Freunden.
Kurzfristig schien es, als hätte die Therapie „Erfolg“ und der Krebs könnte sich „besiegen“ lassen. Immerhin, denn Tina war durch die aggressive Behandlung bereits massiv geschwächt, hatte ihre Haare verloren und mehr und mehr auf Hilfe angewiesen.
Doch es gelang nicht, die Erkrankung zu stoppen oder gar zu „heilen“. (Mangels näherer Hintergrundinformationen zur genaueren Klassifikation des Karzinoms kann

ich leider auch nicht beurteilen, ob diese Hoffnung eigentlich jemals berechtigt gewesen war.)
Kurzum, der Kreislauf aus Therapie, Hoffnung, weiterer Schwächung und neu auftretenden Krankheitsbefunden zog sich über Monate.
Inzwischen war sie auf den Rollstuhl angewiesen, verbrachte den Großteil des Tages im Bett und konnte fast nichts mehr selbständig – Hirnmetastasen waren diagnostiziert worden.
Tina zog für sich die Konsequenz und beschloss, dass sie keine weitere Therapie mehr wollte.

Sie konnte nicht mehr.

Doch ihre Angehörigen, allen voran ihr Ehemann, so berichteten es mir meine Eltern, konnten sie nicht gehen lassen, sie drängten sie, einen weiteren Therapiezyklus zu beginnen. Tina, mutmaßlich zu schwach, um sich der Diskussion zu stellen, willigte ein.

Immerhin starb sie zuhause, im Kreise ihrer Familie.
Die gewohnte Umgebung war das Einzige, das ihr vergönnt war, denn mit Lebensqualität und Würde hatten ihre letzten Monate und die Quälerei der Therapien sicher nicht mehr viel zu tun gehabt.

Ich weiß noch genau, wie sich meine Mutter seinerzeit maßlos über den zu Grunde liegenden Egoismus von Tinas Ehemann aufregte, der den Willen ihrer besten Freundin nicht respektiert hatte, „bloß weil er nicht loslassen konnte“.

Es steht außer Zweifel, dass es eine der schwersten vorstellbaren Situationen ist, sich mit dem bevorstehenden Tod seines geliebten Partners konfrontiert zu sehen. Niemand käme wohl auf die Idee, es könne leicht sein, zu entscheiden, dem Leben an dieser Stelle seinen Lauf zu lassen und nach keinem Strohhalm mehr zu greifen.

Aber rechtfertigt dieser empfundene Gewissenszwang, „alles getan haben zu müssen", dass man einem geliebten Menschen, dem man ein Leben lang immer nur das Beste gewünscht hat, so etwas zumutet und damit objektiv nichts tut als die Leidenszeit zu verlängern?

„Du darfst noch nicht gehen“

Eindrucksvoll erlebte ich dieses Phänomen des „Nicht-Loslassen-Könnens“ während meines Pflegepraktikums. Auf unserer Station starb eine Patientin, die ich als ca. 80 Jahre alt erinnere. Seit Tagen war sie zunehmend bewusstseinsgetrübt gewesen, schwächer und schwächer geworden, hatte kaum noch etwas essen oder trinken können und war schließlich überhaupt nicht mehr ansprechbar.
Sie befand sich absehbar im Sterbeprozess, Ärzte und Schwestern hatten das so erkannt und taten ihr Möglichstes, um der Patientin ihren Weg so würdevoll und friedlich wie möglich zu gestalten. Auch die Schwester der Patientin als einzig verbliebene Angehörige wurde informiert und so blieb ihr zumindest die Gelegenheit, ein wenig Zeit bei ihr zu verbringen. Als die Patientin ihre letzten Atemzüge tat, war ihre Schwester zugegen, nachvollziehbar trauernd, doch was sie sagte (beziehungsweise rief), verstörte mich:
„Nein, nein! Du darfst noch nicht gehen!“
Ich verließ das Zimmer, teils, weil ich die Schwester der Patientin in ihrer Trauer nicht stören wollte, teils aus Unverständnis. Diese Patientin war nun über mehrere Tage hinweg gestorben, wenn man so will hatte sie bereits vor Tagen aufgehört zu „leben“, wie wir es gemeinhin verstehen und jetzt hatten zu guter Letzt die biologischen Funktionen versagt.

Warum *durfte* sie nicht gehen?

Clara

Auch Clara „durfte“ nicht gehen. Zumindest nicht so, wie sie es wollte.
Clara war mir persönlich bekannt. Auf die nähere Schilderung meiner Verbindung zu ihr möchte ich zum Schutz der Persönlichkeitsrechte aller Beteiligten verzichten.
Auch Clara war an Brustkrebs erkrankt, lange bevor ich sie kennenlernte. Nach mehreren Operationen und Chemotherapie galt sie eine Weile als rezidivfrei (also ohne neu aufgetretene Befunde in den Kontrollen) und schließlich gar als „geheilt“ (definitionsgemäß nach 5 Jahren Rezidivfreiheit).
Doch eines Tages trat – auch hier in einer Routinekontrolle – ein neuer Befund auf.
Clara hatte eine trotzig kämpferische Einstellung und begann dementsprechend die Therapie. Immer wieder unterzog sie sich Chemotherapien und Bestrahlungen und immer wieder blitzte etwas Hoffnung auf.
Es gab Höhen und Tiefen, man traf sie teils bei scheinbar den Umständen entsprechend guter Gesundheit, teils war sie aufgrund diverser Medikamente völlig aufgedunsen und nur mit Hilfe gehfähig.
Aber immer war sie beseelt von dem Gedanken, bloß niemals zu einem Pflegefall zu werden. Die Prognose ihrer Erkrankung erschreckend klar vor Augen hatte sie sich schon bald Pläne zurechtgelegt, wie sie in einem solchen Falle rechtzeitig und selbstbestimmt ihrem Leben ein Ende setzen wollte.

Ganz entspannt mit einer Überdosis ihrer Schmerzmittel, so hatte sie es sich vorgestellt.

Ich fand diese klare Planung eindrucksvoll konsequent und angesichts der Geschichte von Tina nur zu gut nachvollziehbar. Aber am Ende kam es doch anders.

Als es zuhause „nicht mehr ging“ entschloss sie sich, ins Hospiz zu gehen. Dort fühlte sie sich gut versorgt und wusste, dass ihre Wünsche respektiert würden. Sie bekam gar die Gelegenheit, in ihrem Bett mit einer Schutzdecke zu rauchen.
Doch den richtigen Zeitpunkt, um ihr ursprüngliches Vorhaben selber umsetzen zu können, verpasste sie dennoch:
Sie war schlichtweg nicht mehr in der Lage, an die von ihr gesammelten und in ihrer Nachttischschublade verstauten Tabletten zu gelangen und diese einzunehmen.

Das Pflegepersonal konnte sie nicht um Hilfe bitten, denn natürlich hätten die Schwestern und Pfleger sich damit eines Tötungsdeliktes schuldig gemacht.
Claras Lebensgefährte, der ihr die ganze Zeit die Treue gehalten hatte und sie pflegte und begleitete, hatte ihr seinerzeit versprochen, ihre Pläne für sie umzusetzen, sollte sie nicht mehr dazu in der Lage sein.
Doch er brachte es nicht übers Herz, Wort zu halten. Er konnte es einfach nicht. Und so geschah das, was Claras ausdrücklich nie gewollt hatte.
Sie war am Ende ihres Lebens vollkommen pflegebedürftig und zu 100% abhängig von der Hilfe anderer.

Keiner kann sagen, wie viel sie davon bei über Wochen zunehmender Bewusstseinstrübung noch wirklich miterlebt hat, bevor sie letztlich starb.

Aber ihren erklärten Willen hatte sie nicht umsetzen können.

Falsche Hoffnung

Mit Beispielen wie diesen vor Augen fällt es nicht mehr so schwer, nachzuvollziehen, dass der Tod manchmal wohl durchaus mehr Gnade und Würde bringen kann als das bloße Erhalten des biologischen Lebens.
Dieser Aspekt - Lebensqualität - wird glücklicherweise immer mehr wahrgenommen und gewürdigt.
Vor allem gehört er meiner Meinung nach unverzichtbar zu jedem Aufklärungsgespräch eines behandelnden Arztes mit einem metastasiert und damit unheilbar an Krebs erkrankten Menschen und dessen Angehörigen.

Einen Fall, in dem dies scheinbar nicht geschehen war oder der Ehemann der Patientin diesen Aspekt schlichtweg komplett ausgeblendet und verneint hatte, erlebte ich in einer der vergangenen Silvesternächte.

Mit mir auf dem NEF war Bob, ein erfahrener Rettungsassistent, mit dem ich mich persönlich sehr gut verstehe, insbesondere, weil er zumindest mir gegenüber klar sagt, was er denkt.
Wir hatten den Tag auf der Rettungswache damit verbracht, zu kochen und DVDs zu schauen, denn es war erstaunlich wenig los. En passant hatte Bob mich am Abend noch dankenswerterweise mit einer Kurzinfusion Aspirin von meinen massiven und rasch zunehmenden Migränekopfschmerzen geheilt und so war ich rechtzeitig vor dem Jahreswechsel schmerzfrei und fit.

Der erste Einsatz des Jahres hatte nicht lange auf sich warten lassen und wir trafen auf einen Anfang dreißig jährigen Patienten, der uns bei „sodbrennenartigen" Beschwerden hinter dem Brustbein gerufen hatte.
Mit einem im EKG eindeutigen Herzinfarkt hatten wir ihn durch dichtesten Nebel (echter Nebel, nicht bloß der Rauch der Silvesterraketen) in das nächstgelegene Herzkatheterzentrum gebracht.
Als wir dieses Krankenhaus im Nachbarkreis wieder verließen, hörten wir über Funk mit, wie die örtliche Leitstelle einen Notarzt aus der etwa 20 Kilometer entfernten Großstadt anforderte, da derzeit alle eigenen Einsatzmittel bei mehreren Nebelunfällen auf der Autobahn gebunden waren.
Der aktuelle Einsatzort lag ca. 3 Kilometer von unserem aktuellen Standort entfernt und so boten wir an, stattdessen dorthin zu fahren. Unser Angebot wurde dankend angenommen und auf dem Weg teilte uns die Leitstelle mit, es handele sich um eine Nachforderung vom Rettungswagen bei laufender Reanimation.
Bob gab Gas und wir waren in weniger als zwei Minuten vor Ort.
Als ich in den Rettungswagen einstieg, sah ich eine sehr blasse, massiv ausgezehrte, untergewichtige Dame, dessen Alter ich nur schwerlich schätzen konnte. Sie lag verkrampft und in sich zusammengekauert auf der Trage.
Der Monitor zeigte, dass sie aktuell eine spontane Herztätigkeit mit ausreichend schneller Frequenz hatte und die beiden Rettungsassistenten berichteten mir, sie seien ursprünglich wegen einer „Verschlechterung des Allgemeinzustandes" der Patientin gerufen worden.

Als sie die Patientin dann gerade auf der Trage in den RTW geschoben hatten, habe sie einen Krampfanfall erlitten und sei anschließend ohne Kreislauf gewesen. Daraufhin hätten sie mit der Reanimation begonnen und den Notarzt nachbestellt. Nun atme die Patientin aber wieder selbständig.
Auf die Frage, welches Grundleiden denn zu dem körperlichen Zustand der Patientin geführt hatte, berichtete mir der Rettungsassistent von einem bereits ins Gehirn metastasierten, kleinzelligen Bronchialkarzinom.
Die Dame war also unheilbar und in einem äußerst fortgeschrittenen Stadium an einer sehr aggressiven Krebsart erkrankt.
Das erklärte zum einen ihren Zustand und lieferte zudem eine plausible Begründung für den stattgehabten Krampfanfall. Auf meine angesichts der Reanimationsbemühungen (, die die Rettungsassistenten aus rechtlichen Gründen beginnen müssen) gestellte Frage nach einer Patientenverfügung antworteten beide Kollegen nur mit einem Schulterzucken. Ich hoffte, dass der anwesende Ehemann mir diesbezüglich weiter helfen könnte. Seine Reaktion erschütterte mich.
Bei der Frage nach einer Patientenverfügung schaute er mich vollkommen verständnislos an.
Daraufhin fragte ich explizit angesichts des vermeintlichen vorangegangenen Kreislaufstillstandes, ob er mit seiner Frau jemals über eine Limitierung der Therapie gesprochen hätte:
Was wir also hinsichtlich einer etwaigen Reanimation, Intubation, künstlicher Beatmung und Intensivtherapie tun oder vielmehr unterlassen sollten.

Wieder sah er mich an als hätte ich ihm gerade erzählt, die Erde sei eine Scheibe, um die sich die Sonne dreht, und entgegnete fast schon erbost:
„Na, tun sie selbstverständlich alles für meine Frau!“

Als ich daraufhin noch wagte, ihn freundlich und vorsichtig zu fragen, ob er sich der Prognose und des Stadiums der unheilbaren Krebserkrankung seiner Frau bewusst sei, wechselte seine Stimmung.
Offenbar war er überzeugt davon, dass ich fachlich nicht in der Lage war, mir ein Urteil über den Zustand seiner Frau zu erlauben. Beinahe schon patzig-arrogant erklärte er mir, dass sie in der Folgewoche zur nächsten Bestrahlung und Chemotherapie anstehe. Außerdem habe der Radiologe ihm bei der letzten Kontrolle erklärt, die Metastasen im Gehirn seien nicht weiter gewachsen, also sollte ich seine Frau jetzt doch bitte ins Krankenhaus fahren und hier nicht mehr Zeit verschenken.
Ich gebe zu, dass ich mit Menschen, die mir trotz des Fehlens jeglicher medizinischer Ausbildung oder Kenntnisse in möglichst offensivem Ton erklären wollen, wie ich meine Arbeit zu erledigen habe, nicht besonders gut umgehen kann. Um diese Schwäche meinerseits wissend dankte ich ihm nur für die Auskunft und bat ihn, mit dem eigenen PKW nachzukommen, da wir nun unverzüglich ins Krankenhaus fahren würden. Dann schloss ich die Tür des Rettungswagens vor ihm und wir fuhren los.
Für mich selbst hatte ich beschlossen, dass ich diese arme Frau sicher nicht reanimieren würde, da ich ansonsten am nächsten Tag nicht mehr in den Spiegel schauen könnte.

Glücklicherweise kam es während der Fahrt nicht mehr dazu, dass ich diese Entscheidung hätte umsetzen müssen, denn wenngleich die moralisch richtige Entscheidung für mich eindeutig war, hätte es rechtlich doch sehr eng werden können.

Klare Verhältnisse

Erfreulicherweise erlebe ich aber in den letzten Jahren immer häufiger die Situation, dass sich der Patient und seine Angehörigen rechtzeitig über die Vorstellungen von Leben und Tod ausgetauscht haben. Wenn nicht gar eine Patientenverfügung vorliegt, sind sich doch zumindest immer öfter alle Beteiligten über den erklärten Willen des Patienten im Klaren und trauen sich auch, dies offen zu äußern. Und nicht immer muss dabei eine bösartige Krebserkrankung zu Grunde liegen.
So geschah es mir im vergangenen Jahr, dass ich während eines Notarztdienstes in unserer Stadt (hier arbeite ich freiberuflich ein- bis zweimal pro Monat) zu einem internistischen Notfall in eine Wohnung eines Mehrfamilienhauses gerufen wurde.
Der Rettungswagen war bereits vor uns eingetroffen und die Rettungsassistenten hatten pflichtgemäß damit begonnen, die 87jährige Dame, die im Durchgang zwischen Flur und Wohnzimmer kollabiert war und ohne feststellbaren Kreislauf dort lag, zu reanimieren.
Anwesend war außerdem die hinzu geeilte Tochter der Patientin, selbst geschätzte Anfang Sechzig.
Während mir der Rettungsassistent des RTW kurz das Geschehene zusammenfasste, unterbrach sie unseren Dialog mit den Worten
„Könnten Sie das jetzt bitte sein lassen? Das hätte sie nicht gewollt!“

Ich klärte kurz die Verwandtschaftsverhältnisse, erfragte nochmals das Alter der Patientin und ließ mir von der Tochter den Willen ihrer Mutter versichern.
Sie schilderte, dass ihre Mutter ausdrücklich immer wieder geäußert hatte, auf keinen Fall ins Krankenhaus und schon gar keine „lebensverlängernden Maßnahmen“ zu wollen.
„Sie sei doch wohl alt genug geworden“ habe sie immer wieder gesagt.
Daraufhin wies ich alle Beteiligten an, sofort aufzuhören und die Dame in Ruhe zu lassen.
Während der äußerst erfahrene Rettungsassistent eher erleichtert darüber schien, dass er jetzt endlich den Willen der Patientin respektieren durfte, war der ärztliche Kollege, den ich zum Praktikum mit bei mir auf dem NEF hatte, sehr verwundert angesichts der raschen Entscheidung. Aus seiner Tätigkeit in der Klinik war er gewohnt, nur aufgrund vorliegender Dokumente, in denen der Patientenwille notariell beglaubigt und schriftlich fixiert war, die Entscheidung zur Therapielimitierung zu treffen.
Abschließend waren wir beide froh, dass sich in diesem Fall unsere gemeinsame ethisch-moralische Einstellung mit dem erklärten Patientenwillen deckte und die Tochter der Patientin war uns in ihrer Trauer dankbar, dass wir diesem entsprochen hatten.

IV. Meine Eltern

Prolog

Ich muss gestehen, ich habe eine Weile mit mir gerungen in der Frage, ob ich hier von meinen Eltern berichten soll.
Selbstverständlich zeigen ihre Lebensgeschichten, aber auch die Geschichte der Erkrankungen der beiden allein schon derart viele emotionale und insbesondere zwischenmenschliche Aspekte auf, dass ich diesen unmöglich in einer kapitelgroßen Schilderung auch nur annähernd gerecht werden kann.
Beide böten genug Stoff für ein eigenes Buch, das zu schreiben aber speziell im Falle meiner Mutter eher meiner Schwester obliegen würde.
Aus unterschiedlichen Gründen hat sie es geschafft, unserer Mutter näher zu sein und ihre Krankheit intensiver mitzuerleben als ich das konnte.

Da ich aber in beiden Fällen sehr intensive Erfahrungen gemacht und teils überraschende Eindrücke gewonnen habe, die mich und mein Denken nachhaltig geprägt haben, möchte ich diese trotzdem mit Ihnen teilen.

Papa

Mein Vater war nie ein besonders eifriger „Arztgänger“ - frei nach dem Motto „Was von selbst kommt, geht auch von selbst“ - und auch was sein Gesundheitsverhalten anging, kann ich leider nicht als Vorbild von ihm berichten.
Er war Raucher, seit seinem sechzehnten Lebensjahr und fand trotz typischer Begleiterkrankungen wie einer chronischen Bronchitis nie einen Anlass, damit aufzuhören. Auch meine wiederholte, zugegebenermaßen etwas zynische Bemerkung, er müsse sich hinsichtlich einer Krebserkrankung keine echten Sorgen machen, denn die würde er mutmaßlich dank eines zuvor kommenden Herzinfarktes ohnehin nicht mehr erleben, konnte daran nichts ändern.
Was konnte ich als sein jüngster Sohn ihm schon vom Leben erzählen? Noch dazu sollte ich mit dieser Einschätzung nicht Recht behalten.
Er erkrankte schließlich an einer nicht besonders häufigen, aber in nahezu jedem Fall durch Nikotinkonsum ausgelösten Krebsart des Rachens, die durch eine fortgesetzte Heiserkeit auffiel.
Trotz der noch relativ kleinen Tumorgröße (ca. 1cm) waren bereits die umgebenden Lymphknoten befallen und so stellten wir uns auf die Notwendigkeit einer größeren Operation und begleitender Chemotherapie und Bestrahlung ein. Zunächst hatten wir die Hoffnung, dass damit mit ein wenig Glück die Heilung der Erkrankung zu erreichen sei.

Und so war alles in dieser Richtung Notwendige geplant: ein OP-Termin in der HNO-Abteilung einer großen Universitätsklinik war anberaumt und ein Therapieschema war bereits festgelegt worden.
Doch in einer der letzten Voruntersuchungen zum „Staging“ (also zur Festlegung von Stadium und Ausbreitungsgrad der Krebserkrankung) wurde eine Metastase in der Leber meines Vaters festgestellt.
Dieser Befund änderte mit einem Schlag alles.
Eine so genannte „Fernmetastasierung“ eines bösartigen Tumors ist im Grunde nur als die sichtbare Folge dessen zu bewerten, dass sich die Tumorzellen auf dem einen oder anderen Wege (meist mit dem Blutstrom) bereits im Körper verteilen konnten und damit potentiell an multiplen Stellen angesiedelt haben. Die erkannte Metastase ist letztlich nur als die erste Stelle zu bewerten, an der die Zellen ausreichend gewachsen sind, um sie zu erkennen.
Damit gilt ein solcher Befund als unheilbar, soweit zumindest mein onkologischer Wissensstand.
Ein Schlag ins Gesicht für die ganze Familie, zerstörte doch dieser Befund jede gerade neu gewonnene Hoffnung auf Heilung.
Angesichts dieser Prognose ist es eigentlich üblich, die geplante Therapie erneut zu überdenken und nunmehr mit der Abwägung „Erhalt der Lebensqualität versus Lebenszeitverlängerung“ neu zu planen.
Nicht so in der beschriebenen Klinik.
Man hielt an der vorgesehenen, umfangreichen Operation fest und empfahl ungeachtet der dadurch unbeeinflussten Gesamtprognose unverändert die Kombination einer Bestrahlung mit einer Chemotherapie.

Auf die damit nahezu untrennbar verbundenen Folgen (wie Schluckstörungen, Mundtrockenheit, Geschmacksverlust, Nervenschädigungen mit darauf fußenden Gangstörungen und die absehbar notwendige künstliche Ernährung über eine Magensonde, die mein Vater aufgrund einer wenige Jahre zuvor erfolgten Erblindung unmöglich selbst hätte bewerkstelligen können) angesprochen, reagierten die uns „beratenden“ Kollegen der HNO und der Strahlentherapie verständnislos.

„Ja, das könnte mal passieren“,

war die fast schon lapidar geäußerte Einschätzung und der Aspekt der angesichts der Fernmetastasierung fehlenden Heilungsaussicht fand in ihrer Planung keine Berücksichtigung.

Die Lebermetastase könnte man ja auch operativ entfernen, dann wäre er ja „tumorfrei“, war die tatsächlich geäußerte Idee dieser Kollegen am Zentrum der Wissenschaft.

(Wenn Sie, liebe Leser, meinen Ausführungen zum Thema Fernmetastasierung folgen konnten, dann haben Sie meiner Ansicht nach vermutlich bereits mehr vom Wesen einer bösartigen Tumorerkrankung verstanden als diese fachärztlichen Kollegen zusammen – eine traurige Vorstellung!)

Kurz und gut, natürlich haben wir uns im Familienkreise darüber beraten.

Ich hatte sehr guter Kontakte in die onkologische (also einfach gesagt: krebsheilkundliche) Abteilung der Klinik, in der ich seinerzeit arbeitete, da einige meiner besten Freunde dort arbeiteten.

So konnte ich meinem Vater und dem Rest der Familie aufgrund der Befundlage dann auch eine wissenschaftlich fundierte, realistische, wenn auch leider sehr enttäuschende Einschätzung der Situation und der Prognose geben.
Mein Vater entschied sich mit unserer vollen Unterstützung gegen das beschriebene Therapieregime und für eine palliative Chemotherapie. Diese sollte zwar bestmöglich den Fortschritt der Erkrankung aufhalten, dabei aber gleichzeitig die geringstmögliche Einschränkung seines Alltags und seiner Lebensqualität mit sich bringen, was auch einigermaßen gelang. Er erlebte die Geburt seiner ersten Enkelin, meiner älteren Tochter und über ein Jahr lang ging es ihm „gut".

Der Umschwung kam plötzlich.
Eines Tages bat mich meine Mutter, vorbei zu kommen und nach meinem Vater zu schauen, er sei ganz merkwürdig. An diesem Abend erlebte ich ihn gänzlich anders als gewohnt. Er war desorientiert, vergaß während seines Weges durch die Wohnung meiner Eltern, wohin er wollte, setzte sich gar beinahe neben sein Bett und schien uns nicht mehr wirklich zu erkennen.
Am Folgetag wurde er stationär in der onkologischen Abteilung unserer Klinik aufgenommen. Der weitere körperliche Abbau verlief rasch, binnen weniger als zwei Wochen. Immerhin hatte ich während meiner Dienste häufig die Gelegenheit, nach ihm zu sehen. Er wirkte zunehmend durcheinander und reagierte schließlich weniger und weniger.

Der internistische Chefarzt und die behandelnden Kollegen, darunter mein bester Freund, informierten mich regelmäßig und ich tat mein Bestes, diese Informationen angemessen aufbereitet an meine Familie weiter zu geben.
So war der Verlauf für alle absehbar – dachte ich.

Es war mein Bruder, der mich nach einem „Update“ in Erstaunen versetzte: Nachdem ich mit ihm am Telefon die aktuelle Situation besprochen und ihm mitgeteilt hatte, dass angesichts der Laborwerte die Nierenfunktion unseres Vaters inzwischen offenbar ausgesetzt hatte, fragte er mich, was denn dann jetzt zu tun sei und was wir unternehmen müssten.
Ob wir jetzt eine Dialyse (eine Art Blutwäsche, um das Blut von ausscheidungspflichtigen Substanzen zu befreien) organisieren müssten? Ich entgegnete nur, dass wir „um Himmels Willen“ überhaupt nichts mehr tun müssten außer für ihn da zu sein und ihn medizinisch in Ruhe zu lassen.

Stille.

Diese Klarheit hatte meinen Bruder anscheinend schockiert, ohne dass ich das irgendwie beabsichtigt hatte.
Ich war sehr überrascht, denn offenbar hatte ich mit meiner Einschätzung, dass sich alle Beteiligten über die Situation meines Vaters vollkommen im Klaren wären, gnadenlos falsch gelegen.

Daraufhin rief ich sowohl meine Mutter als auch meine Schwester an, um sicher alle auf den gleichen Kenntnisstand zu bringen und allen klar zu machen, dass mein Vater aller Erwartung nach nur noch wenige Tage zu leben hatte. Gemeinsam waren wir uns einig, dass unser Vater sicher nicht im Krankenhaus sterben wollte und so organisierten wir noch am gleichen Tag seine Rückführung nach Hause, wo in Windeseile die Rahmenbedingungen geschaffen wurden, um ihn zu pflegen.
Ich begleitete seinen Krankentransport, um sicher zu sein, dass sich im Fall der Fälle, sollte er während der Fahrt einen Kreislaufstillstand erleiden, keiner der begleitenden Rettungssanitäter genötigt sähe, irgendwelche Maßnahmen zu ergreifen.

Er starb am Abend des Folgetages zuhause im Beisein der Familie.
Ich war am späten Nachmittag noch bei ihm gewesen und dann zu meiner Frau und unserer Tochter nach Hause gefahren.
Meine Geschwister hatten sich bei meinen Eltern zum gemeinsamen Abendessen getroffen und meine Frau und ich saßen mit Freunden zusammen, als mich meine Mutter anrief.
Es wäre wohl ganz gut, wenn ich mal vorbei käme, die Atmung meines Vaters hätte sich deutlich verändert und sie habe das Gefühl, es gehe jetzt zu Ende, so sagte sie. Unverzüglich machte ich mich auf den Weg – zumindest fast unverzüglich, denn ich musste nochmal zurück ins Haus, weil ich meinen Autoschlüssel vergessen hatte.

Anschließend fuhr ich zur Wohnung meiner Eltern, keine fünf Fahrminuten entfernt.

Dort angekommen begrüßte mich meine Mutter mit den Worten „Gut, dass Du da bist, aber ich glaube, Du kommst zu spät."

Ich antwortete nur kurz und pragmatisch „Das glaube ich nicht. Tot ist er schließlich erst, wenn ich das sage." (Einen Menschen für tot erklären darf in Deutschland formal nämlich nur ein Arzt)

Dem unbedarften Leser mag dies ein wenig schroff und abgebrüht, gar gefühlskalt angesichts des Todes des eigenen Vaters erscheinen, doch ich versichere ihnen, dass dies nicht der Fall war.
Vielmehr schien mir diese Auslegung tatsächlich ein Stück weit dem Wesen meines lieben Vaters zu entsprechen.
Er war sein Leben lang Berufssoldat gewesen und hatte einen Großteil der Prinzipien daraus zur Grundlage seiner Lebenseinstellung gemacht.
In freier Interpretation von „was nicht befohlen ist, gibt's auch nicht", legte ich also aus: „Solange ich nicht sage, dass Du tot bist, bist Du's auch nicht."

Ich bin mir sicher, dass er mir diesen Zynismus nicht übel genommen hat und es würde mich nicht wundern, hätte ihm dies auf seinem Weg in die Ewigkeit sogar noch ein kleines Grinsen ins Gesicht gezaubert.

Weniger Grinsen bescherte uns allen das Verhalten des Bestatters, der meinen Vater am folgenden Vormittag abholte, nachdem wir als seine Familie den späten Abend und Teile der Nacht genutzt hatten, uns von ihm zu verabschieden, ihn gemeinsam zu waschen und anzukleiden – eine Erfahrung, die für uns alle sehr wertvoll war.
Der Angestellte des Bestattungsunternehmens beeindruckte uns durch herausragende Oberflächlichkeit und die Abwesenheit jedes Feingefühls im Gespräch über die „weitere Abwicklung" der Bestattung.
Für mich persönlich schoss er sinnbildlich „den Vogel ab", als er sich weigerte, meinen Vater mitzunehmen, weil auf dem Totenschein der Stempel fehlte.
Ich hatte beschlossen, diesen „letzten Dienst" an meinem Vater selbst zu erledigen und hatte die Todesbescheinigung persönlich sorgfältigst ausgefüllt. In dem Feld „Stempel des Arztes" standen in sauberer Blockschrift alle meine Daten. Aber ein Stempelabdruck war dort nicht vorhanden, weil ich – aus bürokratischer Sicht eine unvorstellbar absurde Tatsache – mir bis dato noch keinen Stempel hatte anfertigen lassen.

Die Frage, ob es ihm denn etwas brächte, wenn ich mir jetzt aus einer Kartoffel schnell einen Stempel schnitze, auf dem „Arzt" steht (denn genau genommen ist ja auch jeder im Internet bestellte Stempel, dessen Aufschrift sich jeder frei aussuchen kann, nichts anderes), verstand der Leichenwagenfahrer nicht und fand sie offenbar unangebracht.

Nicht wesentlich unangebrachter als sein Auftreten, wie ich fand. Fakt blieb, dass er ohne einen Abdruck von Stempelfarbe auf diesem Formular mit vier Durchschlägen nicht tätig werden würde.

Die letztendliche Lösung dieses „Problems“ an einem Wochenende ohne erreichbaren Hausarzt war so absurd wie die Aufgabenstellung selbst: Ich rief eine befreundete Kollegin an, in der Hoffnung, sie hätte möglicherweise gerade Dienst im Krankenhaus und damit Zugriff auf „einen Stempel“.

Besser noch, der Zufall spielte mir in die Karten: Sie versah gerade Dienst als Notärztin bei einem Fußballspiel im nahegelegenen Stadion und bot mir an, ich könne natürlich einfach gerade vorbei kommen, ein Stempel sei auf ihrem NEF auch verfügbar.

Gesagt, getan.

Da es sich jedoch um ein Reservefahrzeug handelte, das offenbar von einem anderen Kreisverband dieser Hilfsorganisation ausgeliehen war, prangte abschließend ein Stempelabdruck mit der ausschließlichen Aufschrift „Notarzt“ auf dem Totenschein meines Vaters.

Die restliche Prägung, die den Kreisverband örtlich identifizierte, war offenbar aus lokalpatriotischen Gründen bereits zuvor von jemand anderem behelfsweise von diesem Stempel weggekratzt worden!

Und sollten Sie sich jetzt fragen, ob dieser effektiv quasi inhaltslose Stempelabdruck dem Bestattungsunternehmen und im Weiteren der Gesundheitsbehörde genügt hat –
ja, das hat er - es gab keine weiteren Nachfragen.

Mama

Die Erkrankung meiner Mutter kam ehrlich gesagt weit überraschender als es die Diagnose meines Vaters für uns seinerzeit gewesen war. Hinsichtlich ihres Lebenswandels hatte sie sich eigentlich nichts vorzuwerfen, selbst ihre Risikofaktoren für Gefäß- und Stoffwechselerkrankungen hielten sich in sehr engen Grenzen und so war es für uns als Familie noch schwieriger, die Tatsachen zu akzeptieren.
So irrational das auch ist, es macht doch den Umgang mit Krankheit und Tod irgendwie einfacher, wenn man jemanden oder etwas findet, dem man die Schuld an dem Geschehenen geben kann.
Nicht, dass es objektiv irgendetwas am Sachverhalt oder Verlauf ändern würde, aber ein Objekt, auf das man seine Wut über die eigene Machtlosigkeit projizieren kann, kann zumindest phasenweise helfen.
Aber bei meiner Mutter – Fehlanzeige.

Sie war eines Tages zu ihrem Hausarzt gegangen, weil es ihr schlichtweg „irgendwie nicht gut ging“ und sie den Eindruck hatte, ihre Haut und ihre Augen hätten sich gelblich verfärbt.
Weitere Beschwerden oder gar Schmerzen hatte sie nicht, ihre Gallenblase, deren Steine bei einem Gangverschluss schon mal für einen solchen Ikterus (der medizinische Begriff für diese „Gelbfärbung“) hätten sorgen können, war bereits Jahre zuvor wegen eben jener Gallensteine entfernt worden.

Der Hausarzt (im Übrigen ein Kollege, den ich für seine fachliche Qualifikation in Verbindung mit seinem gesunden Menschenverstand in höchstem Maße schätze), hatte bereits primär wenig Hoffnung auf eine „gutartige" Ursache dieser Symptome und besprach dies auch offen mit mir.
Er wies meine Mutter unverzüglich ins Krankenhaus ein und auch in diesem Fall veranlasste ich, dass sie „zu mir" in die Klinik käme.
Wenngleich diese auf der anderen Seite der Stadt lag, wusste ich sie doch hier bei den Internisten, darunter Studienfreunde von mir und auch immer noch mein bester Freund, bestmöglich versorgt.
Leider stellte sich sehr rasch heraus, dass der Hausarzt mit seiner Einschätzung vollkommen richtig lag.
Der Grund für ihren Ikterus war ein Pankreaskopfkarzinom, ein bösartiger Tumor der Bauchspeicheldrüse mit erschreckend schlechter Prognose.
Die Gewissheit dieser Diagnose, die schon im primär durchgeführten Ultraschall nahezu sicher war, brachte die durchgeführte Computertomographie. Hier zeigte sich auch, dass der Tumor unmittelbar an ein großes, der Leber zuführendes Blutgefäß grenzte und bereits in dessen Wand einzuwachsen schien.
Diesen Befund teilte mir eine befreundete Kollegin der Radiologie auf meine Nachfrage am Telefon mit. Sie erreichte mich dabei in der Mittagspause meines Vorbereitungskurses zur anstehenden Facharztprüfung.
Ich dankte ihr kurz für den Rückruf, nahm ihre herzliche Mitleidsbekundung entgegen und legte auf.

Der Rest des Kurstages rauschte an mir vorüber und am Nachmittag fuhr ich nach Hause zu meiner zweijährigen Tochter und meiner im fünften Monat schwangeren Frau.
Ich ging wortlos an ihr vorbei ins Schlafzimmer, warf mich aufs Bett und heulte wie ein Schlosshund.
Mir ging das durch den Kopf, was wohl jeder Angehörige in dieser Situation denkt:
Warum? Warum sie? Warum ausgerechnet dieser Krebs?
Kein Schuldiger.

Der Chefarzt der Allgemeinchirurgie in unserer Klinik hatte den Befund nachvollziehbar als inoperabel eingeschätzt. Aus Gründen der größeren gegenseitigen Sympathie und auch, weil ich seine fachliche Einschätzung höher bewertete und damit nach einem letzten Strohhalm griff, rief ich dennoch seinen leitenden Oberarzt an und fragte ihn nach seiner Einschätzung.
Er sah sich die Bilder an und meinte, technisch sei inzwischen vieles möglich und empfahl mir, uns an die Universitätsklinik Heidelberg zu wenden, das sogenannte „europäische Pankreaszentrum“, denn „wenn das einer kann, dann die“.
Was folgte, war eine Achterbahnfahrt der Emotionen.
Mit einem Fünkchen Hoffnung beseelt, stellte sich meine Mutter dort vor. Die Abläufe waren überwältigend strukturiert, die Beratung fachlich wie menschlich tadellos - so die Schilderung meiner Mutter selbst - und so wurde ein Termin zur Operation vereinbart.

Es hatte sich kein Anhalt für eine Aussaat des Tumors in den Körper ergeben und man schätzte den Lokalbefund als kompliziert, aber operativ machbar ein.
Der designierte Operateur, an den wir – in erster Linie meine Mutter – gerieten, war eine absolut hervorstechende Ausnahmeerscheinung:
Ein habilitierter, als fachlich begnadeter Pankreaschirurg renommierter und aufgrund zahlreicher wissenschaftlicher Arbeiten angesehener Oberarzt, der sich im abends vor der Operation persönlich (!!) eine gute halbe Stunde Zeit nahm, um mit meiner Mutter ein Aufklärungsgespräch zu führen. En detail besprach er das operative Vorhaben mit allen Tücken und Risiken und Alternativen und erörterte mit ihr alle Eventualitäten.
Das eigentlich Herausragende war aber, dass er neben seiner unbestrittenen fachlichen Kompetenz ein sehr ausgeglichen wirkender, unglaublich sympathischer Mensch ist, den ich im weiteren Verlauf ebenfalls persönlich kennen lernen durfte(, nicht ohne dass er mir für weitere kollegiale Rückfragen seine Klinikdurchwahl gab).
Äußerst beeindruckend und außergewöhnlich, wie ich fand - angesichts wachsenden Zeitdrucks, zunehmenden Stresses und sich stetig verschlechternder Arbeitsbedingungen in jedem Krankenhaus, das ich kannte.
Zwei Kollegen, die ich in anderem Zusammenhang später kennenlernte und die mit ihm zusammengearbeitet hatten oder dies bis heute noch tun, wussten mir allerdings zu bestätigen, dass dies keine Ausnahmebehandlung gewesen sei – dieser Mensch sei einfach so.
Ein Highlight!

Zurück auf unserer Emotionsachterbahn sollten wir alle jedoch in den kommenden Wochen und Monaten bis an unsere Grenzen belastet werden.
In der Operation zeigte sich, dass der Tumor bereits weiter in die Gefäßwand eingewachsen war und auch das sonstige umgebende Gewebe derart infiltrierte, dass selbst unter Höchstrisiko und mit allen denkbaren Rekonstruktionen keine restlose Entfernung zu erreichen war.
Man entschied sich angesichts dessen dazu, in dieser Operation die weiteren Vorbereitungen wie Umgehungskreisläufe, eine Teilresektion des Darmes und dazu gehörige Rekonstruktionen bereits durchzuführen. Später, in einer zweiten Operation, nach Verkleinerung und Rückstufung des Tumors mittels Chemotherapie und Bestrahlung, würde man den dann hoffentlich operablen Tumor entfernen können, so der Plan.
Die Enttäuschung über diesen Rückschlag mischte sich mit der erneuten Hoffnung auf die „nächste Chance".

Nach der erfolgten Chemotherapie und Bestrahlung, die meine Mutter erfreulich gut vertragen hatte, stand einige Wochen später die nächste Operation an, und wir übten uns in Optimismus. Wieder war klar, dass dieser geplant viele Stunden dauernde Eingriff alles andere als einfach werden würde, aber klar war leider auch, dass es sich hierbei definitiv um die letzte Chance handelte.
Wieder hatte derselbe Operateur am Vorabend sein Vorgehen und alle Eventualitäten in Ruhe und detailliert mit meiner Mutter besprochen.

Am OP-Tag hatte ich Dienst im Krankenhaus, nahm mir am Morgen einen Moment Zeit in der Klinikkapelle, zündete eine Kerze an und sprach ein kurzes Gebet.
Anschließend versah ich meine Stationstätigkeiten und wartete auf einen Anruf.
Ein Anruf, von dem ich hoffte, dass er erst möglichst spät am Tage erfolgen würde.
Je länger die OP dauern würde, desto größer war die Chance, dass alles so funktioniert hatte, wie es geplant war.
Leider erreichte mich dieser Anruf schon wenige Stunden später – es hatte nicht funktioniert.

Während der Operation hatte sich gezeigt, dass das umgebende Gewebe nach der voran gegangenen Therapie so massiv vernarbt war, dass – so schilderte es der Operateur – jeder Schnitt mit einem immensen Risiko verbunden war, die angrenzenden großen Blutgefäße zu verletzen, aus denen meine Mutter hätte verbluten können.
Dieser Umstand allein hätte ihn wohl nicht verschreckt und ohne mit der Wimper zu zucken hätte er sich auch zehn oder zwölf Stunden Zeit für diese Operation genommen, so schilderte er glaubhaft.
Doch ein anderer Befund hatte ihn davon abgehalten: Beim Tasten der Leber hatte er eine Metastase ertastet.
Die damit verbundene Veränderung der Prognose kennen Sie bereits.
Unter Abwägung dieser Umstände hatte er nach Rücksprache mit dem hinzu gezogenen Chefarzt darauf verzichtet, die Operation fortzusetzen.

Außerdem hatte er abends zuvor meiner Mutter versprochen, kein ungerechtfertigtes Risiko für ihr Leben einzugehen – sie hatte noch zu viel zu erledigen, wie sie später selbst sagte.
Was folgte, war eine palliative Chemotherapie, die darauf zielte, den Fortschritt ihrer Erkrankung bestmöglich aufzuhalten bzw. zu verlangsamen, ihre Lebensqualität aber zeitgleich so wenig wie möglich einzuschränken.
Die durchschnittliche Überlebensdauer eines Patienten mit einem Pankreaskopfkarzinom liegt unbehandelt bei ca. 3-4 Monaten.

Meine Mutter starb etwas mehr als dreizehn Monate nach der ersten Diagnosestellung - ein Jahr, in dem sie viele Dinge erledigen konnte, die sie sich lange vorgenommen hatte.
Ein Jahr, das sie später als „das womöglich schönste Jahr ihres Lebens“ beschrieb.
Unter anderem erlebte sie noch die Geburt ihrer zweiten Enkelin, meiner jüngeren Tochter.

Meine Mutter starb auf der Palliativstation unserer Klinik, eine Woche nach der Rückkehr aus unserem letzten gemeinsamen Urlaub, betreut von meinem besten Freund, im Kreise der Familie. Dort wusste sie sich sicher und optimal versorgt und hatte die Gewissheit, dass keines ihrer Kinder sie pflegen „müsste“, denn das wollte sie auf jeden Fall verhindern.
Wir alle waren bei ihr als sie starb.
Kürzestfristig hatte es auch ihre älteste Schwester im letzten Moment noch geschafft, anzureisen.

Dieses Mal war tatsächlich allen klar, an welchem Punkt wir uns befanden.
Während wir in den vergangenen Monaten beinahe alle erdenklichen Therapieoptionen erwogen hatten, wussten wir alle, dass nun die Zeit gekommen war, in der unsere einzige Aufgabe war, sie zu begleiten und ihr Schmerz und Angst zu nehmen.

Ihr Sterben war anstrengend, das spürten wir vermutlich alle und so wollten wir ihr nahe sein, einfach die Hand halten, um ihr zu versichern, dass sie nicht allein war.
Wie viel sie von diesen behutsamen Berührungen noch wahrnehmen konnte, weiß niemand, doch am Ende war es mir aus unerfindlichen Gründen sehr unwohl, zu sehen, wie meine Geschwister „sie festhielten".

„Lasst Sie doch endlich los! Lasst sie gehen!" dachte ich.

Aber wie müsste es wirken, wenn ich das äußerte?
Anmaßend, als ob ich als Einziger zu wissen glaubte, was jetzt gut und richtig für sie wäre. Schließlich kam es mir gar vor, als hörte ich meine Mutter rufen
„Lasst mich doch einfach alle in Ruhe!",
ein Satz den wir tatsächlich mehr als einmal in unserem Leben von ihr gehört hatten, wenn ihr Stress und gut gemeinte Ratschläge zu viel wurden.
Können Sie sich den Kampf vorstellen, der in mir tobte? Zwischen dem Drang, den vermeintlichen – wie auch immer in meine Gedanken geratenen – Wunsch meiner Mutter zu erfüllen und der Angst, meine Geschwister mit einer solchen Anmaßung vor den Kopf zu stoßen?

Nach minutenlanger Überlegung und innerem Zerwürfnis entschied ich, dass dies die letzte Chance sein würde, ihr zu „helfen“ und in ihrem mutmaßlichen Willen zu handeln und dass ich es mir vermutlich nie verzeihen könnte, darauf nicht gehört zu haben.
Ich fasste mir ein Herz und erklärte meinen Geschwistern mit kloßiger, stockender Stimme so vorsichtig und behutsam wie möglich, was ich gerade fühlte und bat sic, sie loszulassen.
Meine Geschwister sahen mich erschrocken an und legten die Hände meiner Mutter auf das Bett.

Wenige Minuten später hörte sie auf zu atmen.

Es liegt mir fern, daraus einen Zusammenhang herstellen zu wollen – fest steht allein: Mich hat es erleichtert und meine Geschwister signalisierten mir glücklicherweise ihr Verständnis.

Auch bei meiner Mutter nahmen wir uns Zeit, sie in Ruhe zu waschen und anzukleiden, sie selbst hatte (wie auch viele andere Details) vorher festgelegt, welche Kleidung sie tragen wollte. Am folgenden Morgen erhielten wir außerdem nochmals die Gelegenheit, uns alle in Ruhe von ihr zu verabschieden.
Dem Tod meiner beiden Eltern ist gemeinsam, dass ich aus beruflichen Gründen jeweils bereits mit Erhalt der Diagnose die Prognose bereits vor Augen hatte und mit der Gewissheit der Unheilbarkeit ihrer Erkrankungen zwangsläufig bereits ein Stück weit mit meiner Trauerarbeit begonnen habe.

Wenn man so will, starben sie für mich bereits mit der Mitteilung der Diagnose ein erstes Mal und ich war entsprechend traurig.

Die Zeit bis zu ihrem eigentlichen, biologischen Tod blieb mir, um für sie zu tun, was ich konnte:
Für sie da zu sein und – mich darauf vorzubereiten, sie zu verlieren.

Vermutlich von Berufs wegen bin ich ein eher sachlicher, faktenorientiert denkender Mensch und so hätte ich erwartet, dass es durch die Chance, sich darauf vorzubereiten, leichter würde, damit umzugehen als wenn ein geliebter Mensch plötzlich stirbt. Ich habe zwar keinen Vergleich (und möchte auch gerne noch sehr lange darauf verzichten), aber ich glaube es nicht.

Eins jedenfalls ist sicher:
Weniger traurig wird der Tod dadurch nicht.

V. Dreimal der Tod, drei Emotionen

Prolog

Erfreulicherweise hat mein Beruf nicht jeden Tag nur mit Sterben, Unheil und Trauer zu tun und zu Ihrer Beruhigung darf ich Ihnen mitteilen, dass der weit größte Anteil meiner Notfallpatienten überlebt statt zu versterben.
Aber es gibt durchaus auch schon mal Dienste, die einem einen anderen Eindruck vermitteln könnten.
Einen solchen Dienst erlebte ich in einem der vergangenen Sommer.

„Bis gerade hat er noch gelebt“

Dieser Dienst an einem wunderschönen, warmen Sommertag auf einer unserer Rettungswachen hatte sich tagsüber eher geruhsam gestaltet.
In drei Einsätzen, zu denen wir mit dem NEF gerufen worden waren, hatten wir jeweils eher mit notfallmedizinischem „Alltagsgeschehen“ zu tun gehabt und wir waren positiv überrascht, dass es uns vergönnt war, so viel von diesem sonnigen Tag in Ruhe zu genießen.

Am Abend wurden wir dann in ein Altenheim in einem Nachbarort alarmiert, ca. 10 Minuten Fahrt entfernt.
Das Alarmfax besagte, dass es sich um die Nachbestellung eines RTW bei einer Blutdruckkrise handeln sollte.
Vor Ort informierte mich jedoch Bob, der Rettungsassistent vom RTW, dass sich die Situation etwas anders darstellte.
Bei ihrem Eintreffen hatten die Kollegen nämlich unzweifelhaft festgestellt, dass der Patient, zu dem sie gerufen worden waren, bereits tot war.
Die Pflegekraft, die den Notruf abgesetzt hatte, bestand jedoch darauf, dass er bis vor wenigen Minuten noch gelebt und geatmet haben sollte. Sie versuchte, diese These mit dem Argument zu stützen, sie habe ihn schließlich gerade noch abgesaugt.
Hierzu sind jedoch keine Vitalfunktionen des Patienten vonnöten.

Meine Untersuchung bestätigte die Einschätzung von Bob und seinem Kollegen, denn der Patient zeigte ärztlich sichere Todeszeichen: Er wies Leichenflecke auf und im Kieferbereich schien bereits die Leichenstarre einzusetzen. Kurz gefasst konnte ich ausschließen, dass dieser Patient vor weniger als einer halben Stunde noch gelebt haben sollte.

Mit dieser Feststellung konfrontiert reagierte die Pflegekraft erbost, fühlte sich eines Fehlverhaltens beschuldigt, verließ das Zimmer und rief die Pflegedienstleiterin an, nicht ohne ein weiteres Mal zu konstatieren „Bis gerade hat er noch gelebt!“.

Es liegt mir fern, dieser Pflegekraft etwas Böses zu wollen und dies konnte ich anschließend sowohl ihr als auch der Einrichtungsleiterin klar machen. Gleichzeitig waren aber meine Untersuchungsbefunde schlichtweg keine Auslegungssache.

Die später hinzugekommene Kriminalpolizei bestätigte dies im Übrigen.

Auf dem Rückweg zur Rettungswache waren Ralf, der Rettungsassistent, mit dem ich unterwegs war und ich etwas verwirrt in Anbetracht der beinahe schon aggressiven Reaktion der Pflegekraft.

Wir rätselten darüber, wie es dazu gekommen sein mochte, dass sie den Tod dieses Patienten „übersehen“ hatte und noch mehr, wie es zur ursprünglichen Alarmierung wegen einer „Blutdruckkrise“ gekommen war.

Der Tod des Patienten war aber objektiv am ehesten als „natürlich“ zu bewerten und fiel damit in die Kategorie „Alltagsgeschehen“.

Nach der Party

In der anschließenden Nacht gegen 1:00 Uhr weckte uns unsanft das schrille Getöse unserer Funkmeldeempfänger. Die Mitteilung der Leitstelle lautete „VU mit Krad“ (auf hochdeutsch: Verkehrsunfall mit Beteiligung eines Motorrads), ein Einsatzstichwort, das uns regelhaft schwerwiegende Verletzungen befürchten lässt.
Der einfache Grund ist, dass Motorradfahrern bei gleicher oder sogar höherer Geschwindigkeit der schützende Blechmantel und die Sicherheitseinrichtungen fehlen, die heutzutage oft das Gröbste von einem PKW-Fahrer abhalten.
Es handele sich um einen Unfall eines Motorrollers ohne weitere Beteiligte, so teilte uns die Leitstelle auf der Anfahrt über Funk mit.
Zumindest verhieß das potentiell eine geringere Geschwindigkeit, keinen PKW oder gar LKW als Gegner und damit weniger Energie, die auf unseren Patienten eingewirkt haben dürfte und so löste sich ein wenig unserer Vorspannung.

Der Rettungswagen erreichte die Einsatzstelle etwa ein bis zwei Minuten vor uns.

Die erste Rückmeldung über Funk von Tim, einem erfahrenen Rettungsassistenten, der inzwischen die Metamorphose zum Arzt durchlaufen hat, riss Ralf und mich aus der gerade zurück gewonnenen Erwartung, dass es vielleicht „halb so wild“ sein könnte.

„Alleinunfall eines Motorrollers, ein Beteiligter – sichere Todeszeichen."
Ich quittierte diesen Funkspruch mit einem kurzen, konsternierten
„RTW 1, verstanden."

Kurz darauf trafen wir an der Einsatzstelle ein und Tim setzte mich knapp, aber präzise über das Geschehene in Kenntnis.
Finn, der 17jährige junge Mann, der da vor uns auf der Straße lag, war offenbar von einer Party nur wenige hundert Metern vom Unfallort entfernt gekommen und hatte ein paar „Tricks" auf seinem Roller vorführen wollen. So schilderten es später zumindest seine Freunde, die am Straßenrand saßen.
Sie sagten weiterhin aus, sie hätten ihn wegen des vorangegangenen Alkoholgenusses noch davon abhalten wollen, seien aber erfolglos geblieben. Bei einer seiner folgenden „Trickfahrten" hatte Finn offenbar die Kontrolle über seinen Roller verloren, war zunächst gegen einen Bordstein gestoßen, mitsamt Gefährt quer über die abschüssige Straße geschleudert und auf der Gegenseite mit dem Kopf gegen den anderen Randstein geprallt. So rekonstruierte die Polizei später die Abläufe dieser Nacht.
Nach allem, was ich sagen kann, war Finn vermutlich sofort tot, Details zu seinen Verletzungen möchte ich Ihnen gern ersparen.
So stand ich nun neben der Leiche dieses 17jährigen, der sich noch Minuten zuvor bester Gesundheit erfreut und sein Leben genossen hatte.

Doch als wäre dieser Eindruck nicht schon schwer genug zu „verpacken“ tauchte noch während wir nach einer geeigneten Möglichkeit suchten, ihn zuzudecken, „aus dem Nichts“ plötzlich eine Frau neben mir auf.
Sie blickte erschrocken auf Finn.
Ich bat sie, zur Seite zu gehen, doch sie schrie nur:
„Das ist mein Sohn!“
Sie wohnte nur ein paar Straßen weiter, hatte die Martinshörner gehört und „irgendwie ein schlechtes Gefühl gehabt“, so sagte sie später. Daher war sie zur Unfallstelle gelaufen. Ich nahm sie zur Seite, um mich um sie zu kümmern, denn für Finn konnte ich nichts mehr tun.
Während ich sie und ihren Lebensgefährten betreute, kümmerten sich Tim und Kalle, die Kollegen vom RTW um die fünf anderen Jugendlichen, die gerade von „Logenplätzen“ am Straßenrand den Tod ihres Freundes live miterlebt hatten und Ralf organisierte die Notfallseelsorger. Er versuchte außerdem, mehr über die Lage auf der noch immer laufenden Party herauszufinden und zu verhindern, dass die Nachricht von Finns Tod den Weg dorthin fand, bevor wir mindestens einen Seelsorger dort vor Ort hatten. Wir mussten schließlich bestmöglich vermeiden, dass sich dieses Drama ungesteuert weiter ausbreiten konnte.
Im Rahmen des Möglichen gelang uns das auch ganz gut bis ich plötzlich einen gellenden weiblichen Aufschrei aus Richtung der Unfallstelle hörte. Es folgten hektische Rufen eines Polizisten, man brauche hier schnell einen Arzt. Ich ließ Finns Eltern kurz allein und lief zurück zur Unfallstelle.
Was war geschehen?

Finns Mutter hatte zwischenzeitlich ihre Tochter angerufen und über den Tod ihres jüngeren Bruders informiert. Diese war ihrerseits sofort ins Auto gestiegen und ebenfalls zur Unfallstelle geeilt.
Dort angekommen hatte sie nun ihr Auto abgestellt, war unter dem gespannten Absperrband her in die Einsatzstelle gelaufen und hatte die Decke, die wir inzwischen über Finns Leichnam gelegt hatten, hochgehoben, um zu sehen, ob es wirklich ihr Bruder war.
Sie hatte es nicht glauben wollen, wollte sicher gehen. Der Anblick ihres toten Bruders jedoch hatte sie überwältigt – daher der Schrei, den ich gehört hatte – und sie war kollabiert.
Rasch hatten wir auch sie mit Hilfe eines weiteren RTW versorgt und konnten sie gemeinsam mit ihrer Mutter betreuen und später, wie alle anderen Beteiligten, an die Kollegen der Notfallseelsorge übergeben.

Der Einsatz endete für uns gegen 4:00 Uhr.
Im Anschluss saßen wir noch gut eine halbe Stunde in der Fahrzeughalle der Rettungswache zusammen, die Raucher unter uns gönnten sich die ein oder andere Zigarette und wir sinnierten über das, was wir gerade erlebt hatten.

Auch wenn keiner von uns eine psychologische Weiterbildung hat und man somit sicher weder von einem echten „Debriefing", noch von einer strukturierten Aufarbeitung sprechen kann, ist es unglaublich wichtig, einen gemeinsamen Abschluss eines solchen Einsatzes zu finden.

Und selbst, wenn es nur darauf hinausläuft, dass man „ein bisschen quatscht“ und gemeinsam eine Tasse Kaffee trinkt, gibt es doch jedem die Gelegenheit, seine Gedanken wieder zu sortieren und so kurzfristig den Weg in den „normalen Alltagsablauf“ zurück zu finden.

In diesem Fall war ich erstaunt, dass in unserem Team offenbar ich derjenige war, den das Geschehene am meisten berührte. Zumindest konnte ich es mir in dieser Situation am ehesten eingestehen.

In einem Punkt aber waren wir uns alle einig: Finn ließ uns zurück im völligen Unverständnis für dieses sinnlose, selbst verursachte Ende seines Lebens und das damit verbundene, explosionsartig verbreitete Leid seiner Familie und Freunde.

Gegen 5:00 Uhr in der Frühe gingen wir alle zurück in unsere Betten mit dem hoffnungsvollen Vorsatz, noch ein, zwei Stunden Schlaf zu erhaschen.

Ich kann sie verstehen

Zumindest für Ralf und mich sollte daraus jedoch nichts werden. Um 6:30 Uhr schrillten erneut unsere Piepser. Unser Ziel war eine Rehabilitationsklinik in einem Nachbarort, wiederum ca. 8 – 10 Fahrminuten entfernt, dort sei eine Person aus dem 5. Obergeschoss aus dem Fenster gesprungen.

Oh Mann, was für ein Dienst!

Vor Ort angekommen, informierte mich Angela, die Rettungsassistentin des bereits eingetroffenen RTW über die Lage: Die Patientin sei zur Rehabilitation in der Klinik gewesen und sei nun – als eine Schwesternschülerin gerade ihr Zimmer betrat – aus dem Fenster in den Hof der Klinik gesprungen.
Dort war sie in einer Art Trainingsparcours für die orthopädische Rehabilitation auf einer Treppe und dem dazugehörigen Geländer gelandet. Unter Berücksichtigung der Sturzhöhe und der Mechanik des Aufschlags hatte ich ehrlicherweise nicht damit gerechnet, dass ich hier außer der Bescheinigung des Todes der Patientin noch tätig werden müsste, doch Angela setzte ihren Bericht fort:

„Wir haben die Halswirbelsäule stabilisiert und hochdosiert Sauerstoff über Maske drauf, aber an einen intravenösen Zugang ist nicht zu denken, keine Chance, nicht mal am Hals.“

Wir kamen bei der Patientin an und tatsächlich, sie atmete. Als ich mich neben sie kniete und mir ein Bild von ihren zahlreichen Verletzungen machte, fiel mir eine ärztliche Kollegin der Rehaklinik auf, die gerade verzweifelt versuchte, irgendwie eine Infusionsnadel im Arm der Patientin unterzubringen.
Chancenlos, wie Angela bereits zutreffend festgestellt hatte.
Das Verletzungsmuster entsprach dem, was man nach diesem Unfallgeschehen vermutet hätte: Ich fand quasi nichts, das an dieser Frau noch intakt gewesen wäre.
Ihr Gesichtsschädel war erkennbar schwerst verletzt, was nahezu obligat eine schwerwiegende Wirbelsäulenverletzung mit sich bringt. Ihr Brustkorb war auf beiden Seiten instabil, der Bauch gar offen verletzt, das Becken sichtbar deformiert und beide Arme und Beine eindeutig erkennbar jeweils körpernah gebrochen – kurz zusammengefasst: Es war ein Wunder, dass diese Frau noch lebte.
Doch das wollte sie ja eigentlich gar nicht mehr.

Aus den Schilderungen der Stationsärztin und aus der eilig herbei gebrachten Krankenakte erfuhr ich einiges über die Vorgeschichte der armen Dame.
Sie war 74 Jahre alt, gerade in der Rehabilitation nach einer großen Operation, in der ihr der Magen und ein Teil der Speiseröhre wegen eines hoch aggressiven Krebstumors mit massiver Metastasierungstendenz entfernt worden waren. Sie wurde künstlich ernährt und nun stand die anschließende Chemotherapie und Bestrahlung an.

Bereits Jahre zuvor war sie allerdings schon an Brustkrebs erkrankt gewesen, hatte auch hier mehrere Operationen, Strahlentherapie und Chemo hinter sich gebracht. Sie wusste also, was da auf sie zu kam und hatte dem Pflegepersonal gegenüber schon mehrfach geäußert, dass sie das alles eigentlich nicht mehr wollte.
Offenbar hatte sie angesichts all dessen ihren Lebensmut verloren und daraus für sich die Konsequenz gezogen, ihr Leben aus eigener Kraft zu beenden und -
Ich konnte sie verstehen!

Es wurmte mich, dass wir keine Chance hatten, irgendeinen Zugang zu der Patientin zu finden.
Selbst der intraossäre Bohrer (eine Art Akkuschrauber, mit dem man eine Infusionsnadel in große Röhrenknochen bohren kann, um darüber Medikamente zu verabreichen) war angesichts der komplexen, körpernahen Knochenbrüche keine Option.

Nicht, dass sie denken, ich hätte mich der Illusion hingegeben, mit irgendeiner Maßnahme etwas an dem sicheren Tod dieser Patientin ändern zu können.
Vielmehr wäre es mir ein echtes Anliegen gewesen, ihr mit einem starken Schmerzmittel Linderung zu verschaffen und ihr damit zumindest den letzten Schritt ihres Weges zu erleichtern, doch leider erhielt ich dazu keine Gelegenheit.
Das tat mir leid.

Sie starb wenige Minuten nach unserem Eintreffen.

Dreimal war uns der Tod in diesem Dienst begegnet („Schlechte Quote, 50%!“ frotzelte Ralf noch auf unserem Heimweg).
Dreimal hatte er mich mit völlig unterschiedlichen Emotionen zurückgelassen.

Ich spürte die Last in meinem sinnbildlichen Rucksack und wusste, dass es wohl bald mal wieder Zeit wäre, eine Rast einzulegen und auszupacken.

VI. Die Nähe

Prolog

Der Tod gehört untrennbar zu unserem Beruf und wir begegnen ihm alltäglich.
Was aber macht nun den Unterschied aus, ob und in welchem Maße er uns bewegt, beschäftigt oder gar schockiert?
Für mich selbst kann ich sagen, dass es meist die Nähe zu meiner eigenen Situation ist, die bedingt, dass mich manche Einsätze und insbesondere natürlich Todesfälle mehr berühren als andere:
Je vergleichbarer die soziale Konstellation der Betroffenen mit meiner eigenen Lebenssituation ist, desto näher geht mir das Geschehene, wie ich in den folgenden Fällen besonders deutlich erfahren musste.

In den Armen meiner Frau

Eines frühen Morgens gegen 5:00 Uhr, ich hatte Notarztdienst auf einer der Rettungswachen unserer Stadt, weckte uns die Lautsprecherdurchsage mit der Alarmierung in einen Nachbarstadtteil zu einem „internistischen Notfall – bewusstlose Person“.

Torsten, der Rettungsassistent, mit dem ich unterwegs war und ich wurden in ein Schlafzimmer im Dachgeschoss eines Einfamilienhauses geführt.

Dort lag der 45jährige Ehemann der Anruferin leblos und blau angelaufen im Bett. Sie war wach geworden und ihr war aufgefallen, dass ihr Mann merkwürdig röchelnd atmete, daraufhin hatte sie den Notruf gewählt. Dass das Herz ihres Mannes nicht mehr schlug, hatte sie gar nicht festgestellt.

Sie wäre aber auch körperlich nicht in der Lage gewesen, ihn aus dem Bett auf den Boden zu legen, um dort eine adäquate Wiederbelebung zu beginnen, was wir unverzüglich mit vereinten Kräften taten.

Unermüdlich reanimierten wir den Mann, der kurz zuvor noch zum unauffälligen „Checkup“ beim Hausarzt gewesen sein sollte, über keinerlei Beschwerden geklagt hatte und keine Medikamente einnahm - über eine Stunde lang.

In der Zwischenzeit erwog ich, ihn mit Hilfe einer mechanischen Reanimationshilfe (quasi einem Brett mit einer Reanimationsmaschine) unter laufenden Wiederbelebungsmaßnahmen ins Krankenhaus zu bringen.

Ich besprach dies telefonisch mit dem diensthabenden, leitenden Notarzt der Stadt, auf dessen Einsatzfahrzeug diese „Maschine“ normalerweise verladen ist.
Er teilte mir mit, dass das Gerät derzeit defekt sei und kein Ersatzgerät verfügbar war. In der gemeinsamen, objektiven Abwägung kamen wir überein, dass eine Fortführung unserer Maßnahmen aussichtslos war.
Also beendete ich die Wiederbelebung.

Während der gesamten Zeit hatte der Patient nicht ein einziges Mal Anzeichen einer selbständigen Herztätigkeit gezeigt und wir wären objektiv nicht in der Lage gewesen, ihn aus dem Dachgeschoss über die schmale Treppe ins Erdgeschoss und in den Rettungswagen zu transportieren ohne die Reanimation für einige Minuten zu unterbrechen.
Torsten bestellte die Polizei zur Einsatzstelle, wie es bei einer ungeklärten Todesursache obligatorisch ist, und beorderte außerdem einen Notfallseelsorger zur Betreuung der Ehefrau zu uns.
Sie schilderte mir anschließend aufgelöst, dass sie erst kurz zuvor das Haus gekauft hatten und ihr Mann gerade plante, sich beruflich selbständig zu machen.
In dem Moment als die Polizei die Küche im ersten Stockwerk betrat, öffnete sich eine Tür zum Flur.
Die 13jährige Tochter des Verstorbenen trat heraus und rieb sich die verschlafenen Augen.
Sie hatte von dem ganzen Geschehen nichts mitbekommen, weil sie mit einer Freundin im Wohnzimmer übernachtet hatte, doch jetzt war sie durch die Schritte im Treppenhaus wach geworden.

Nun sah sie sich, noch nicht einmal ganz erwacht, mit ihrer laut weinenden Mutter konfrontiert, die ihr unter Tränen mitteilen musste, dass ihr Vater gerade gestorben war.
Ein Szenario, das kein Drehbuchautor schlechter hätte schreiben können und ich stand mitten drin.
Die Tochter ließ sich in der Küche schluchzend und schreiend zu Boden gleiten ohne eine Chancc, sich zu beruhigen. Die ganze Situation überforderte sie derart, dass sie vor Stress erbrach und sich auf den Küchenboden übergab.
Ich konnte das nur zu gut verstehen und hätte am liebsten daneben gebrochen –
ich wollte einfach nur noch da raus!

Nach zweimaligem tiefen Durchatmen sammelte ich meine Kräfte, meine Konzentration und meine Gedanken und kümmerte mich um die Tochter.
Ich versorgte sie mit einer Infusion gegen die Übelkeit, die als Nebeneffekt auch ein wenig beruhigend wirkt, vervollständigte den Totenschein und mein Einsatzprotokoll und drückte der Witwe mein Mitgefühl aus.

Ich war froh, als ich die Einsatzstelle an die Polizei und den Seelsorger übergeben hatte und die Haustür hinter mir schloss.
Es war ein kalter und regnerischer Morgen, ich fror und wurde auf dem Weg zurück zum NEF nassgeregnet, aber das nahm ich kaum wahr.

Es passte zu meiner Gefühlslage.

Nach Schichtende fuhr ich nach Hause zu meiner Frau. Auch wir hatten in diesem Jahr unser Haus gekauft und unsere Tochter war zur Welt gekommen. Die Parallelen waren gering, aber sie reichten, um mich nicht mehr loszulassen.

Zuhause angekommen fragte mich meine Frau, ob alles in Ordnung sei.
Ich fiel ihr in die Arme und fing bitterlich an, zu weinen. Bis zu diesem Moment hatte ich mich noch beherrschen können, doch jetzt ging gar nichts mehr.
Es brauchte eine Weile, bis ich genügend Worte herausbrachte, um meiner Frau zu erklären, was los war.
So hatte sie mich bis dahin noch nie erlebt.

Ich mich auch nicht.

Eltern

Je mehr man sich mit der Situation der Verstorbenen identifizieren kann, desto weniger möchte man eigentlich darüber nachdenken und sich ein solches Ereignis für sich selbst vorstellen. Und doch kommt man nicht umhin, sich diese Gedanken zu machen und man beginnt, sich zunehmend Sorgen um die eigene Familie zu machen.

So ging es mir in den folgenden beiden Fällen, die sich beide in dem Landkreis ereigneten, in dem ich hauptberuflich arbeite.

An einem kühlen Herbstmorgen wurde ich, wieder mit Ralf zusammen, kurz vor Schichtende zu einer „leblosen Person" in einen Nachbarort gerufen.

Vor Ort erwartete uns ein aufgeregter Mann Mitte Vierzig, der uns sofort ins Schlafzimmer führte.

Dort lag seine Ehefrau, offensichtlich leblos im Bett. Sie zeigte bereits Leichenflecke, so dass ich nichts mehr tun konnte außer ihren Tod festzustellen.

Ralf bestellte die Polizei (wegen der ungeklärten Todesursache) während ich versuchte, vom Ehemann nähere Informationen zur Verstorbenen und dem Hergang an diesem Morgen zu bekommen.

Ihm waren keine Vorerkrankungen seiner Frau bekannt und er sagte aus, dass sie, als er an diesem Morgen gegen 5:30 Uhr das Haus verlassen hatte, noch schlief. Er sei dann zur Arbeit gegangen und erst gerade eben – „nach dem Anruf" – wieder nach Hause geeilt, ein Arbeitskollege hatte ihn gefahren.

Was für ein Anruf?
Verwirrt fragte ich ihn, ob ihn seine Frau angerufen hatte, denn das hätte in puncto des vermutlichen Todeszeitpunkts nicht gepasst.
Daraufhin erklärte er mir, dass ihn seine zwölfjährige Tochter angerufen hatte. Sie hatte ihre Mutter tot im Bett gefunden.
Während der gesamten Unterhaltung, der Untersuchung der Toten und der Suche nach einem Ausweisdokument und möglichen Krankenunterlagen war mir aber außer dem Mann selbst keine Person in der Wohnung aufgefallen und daher fragte ich ihn verwundert, wo denn seine Tochter jetzt sei.
Nach seinem Hinweis fand ich das Mädchen in ihrem Kinderzimmer, in das sie ihr Vater geschickt hatte.
Sie saß alleine auf dem Boden hinter der geschlossenen Tür.
Ohne, dass ihr Vater eine Veranlassung sah, mitzukommen, ging ich zu ihr, setzte mich neben sie auf den Boden und fragte sie nach ihrem Namen.
Leider muss ich gestehen, dass ich mich inzwischen nicht mehr an den Namen dieser beeindruckenden jungen Person erinnere.
Aber beeindruckt hat sie mich wirklich und nachhaltig, denn dieses Schulkind (!) saß da nun vor mir und berichtete mir strukturiert und sachlich, wie sie aufgewacht war und sich gewundert hatte, dass der Wecker ihrer Mutter noch klingelte.
Daher sei sie ins Schlafzimmer gegangen, wo sie sie leblos im Bett gefunden hatte.

Nach ihrer eigenen Aussage hatte sie da bereits verstanden, dass ihre Mutter tot war und lief zum Telefon, um ihren Vater anzurufen.

Ich hatte schon versucht, mir im Kopf die Worte zurecht zu legen, um ihr möglichst kindgerecht zu erklären, dass ihre Mutter gestorben war, aber das erübrigte sich hiermit. Auch wäre es mir ein ehrliches Bedürfnis gewesen, sie zu trösten, aber sie war vollkommen ruhig, weinte nicht und erweckte nicht den Eindruck, dass sie körperliche Nähe erwartete.

Ich erklärte ihr, warum die Polizei ins Haus kommen würde, dass sie deswegen keine Angst haben müsse und außerdem, dass sich gleich eine Kollegin der Notfallseelsorge um sie kümmern würde. Auf die Frage, ob ich ihr irgendetwas Gutes tun könne, ob sie vielleicht zu ihrem Vater wolle, erwiderte sie nur, dass sie gerade lieber allein wäre.
Gleichzeitig versprach sie mir aber, mich zu rufen, „wenn etwas wäre“.

So verließ ich das Kinderzimmer, lehnte die Tür diesmal aber nur an und kümmerte mich in Hörweite um die noch anstehende Bürokratie bis ich die Einsatzstelle an die Polizei übergeben konnte und die Tochter an der Hand der Notfallseelsorgerin gut versorgt wusste.

Ungefähr zwei Jahre später erlebte ich vom Ablauf her noch einmal Ähnliches.

Gegen 10:00 Uhr vormittags wurden wir mit dem Stichwort „bewusstlose Person, vermutlich Reanimation“ in einen Ort, normalerweise ca. 8 Fahrminuten von der Rettungswache entfernt, alarmiert. Der in diesem Ort stationierte Rettungswagen war bereits in einem anderen Einsatz und damit nicht verfügbar.
Es war klar, dass wir die Ersten sein würden und so gab Viktor, der Rettungsassistent, mit dem ich an diesem Tag unterwegs war, Gas.
Wir waren nach weniger als sechs Minuten vor Ort.

In der Erdgeschosswohnung eines Mehrfamilienhauses fanden wir eine leblose Frau, Anfang Vierzig, auf dem Bett liegend vor.
Ihr zehnjähriger Sohn war in der großen Pause aus der nahe gelegenen Schule nach Hause gekommen, weil er etwas vergessen hatte, und hatte sie dort gefunden. Er selbst hatte den Notruf gewählt und uns alarmiert.
Bis zu unserem Eintreffen hatte niemand Erste-Hilfe-Maßnahmen ergriffen, doch da keine sicheren Zeichen des Todes vorlagen, begannen wir zu zweit mit der Reanimation.
Das Team des wenige Minuten später eintreffenden RTW ergänzte uns und wir zogen alle Register, prüften alle denkbaren Ursachen des Kreislaufstillstandes, doch wir blieben erfolglos.

Nachdem die Patientin auch eine Stunde später keine Zeichen einer eigenen Herztätigkeit zeigte und dies auch während der gesamten Zeit nicht der Fall war, beendete ich unsere Maßnahmen im Einverständnis mit meinem Team und erklärte die Frau für tot.

Die Polizei erschien, wie gewohnt bei der auch hier ungeklärten Todesursache. Auf den Einsatz der Notfallseelsorge konnten wir in diesem Fall allerdings verzichten. Die Angehörigen lehnten unser Angebot dankend ab. Da die Familie einem anderen Kulturkreis angehörte, kümmerten sie sich selbst um Beistand aus ihrer sehr gut organisierten Gemeinde.

Nach diesen Einsätzen war sie wieder da - die Nähe zur eigenen Lebenssituation und ich hatte das dringende Bedürfnis, meine Frau anzurufen.

Das tat ich auch – noch auf dem Rückweg zur Rettungswache, nur um sicher zu wissen, dass zuhause alles in Ordnung war.

VII. Das Jahr der Kinder

Prolog

Einsätze mit Kindern sind immer und für alle Beteiligten mit einer höheren Anspannung verbunden.
Selbst bei jahrzehntelang erfahrenen notärztlichen Kollegen steigt der Stresslevel noch immer ein wenig an, wenn sie zu einem Kindernotfall alarmiert werden.
Das hat wohl in der Hauptsache zwei Gründe, so nehme ich an:

Der eine ist fachlicher Natur, denn die allermeisten von uns haben deutlich weniger Erfahrung mit Kindernotfällen als mit Erwachsenen, weil diese erfreulicherweise deutlich seltener vorkommen. So fehlt die Routine und damit wächst das Risiko, Fehler zu machen und das ausgerechnet bei einem Patientenklientel, das insbesondere im Hinblick auf Medikamentendosierungen viel weniger Fehler verzeiht und viel weniger Reserven bietet, als es Erwachsene tun.
Und dann gibt es sozial-ethische Seite, die hier mit hinein spielt: Denn selbst wenn glücklicherweise weit über 90 Prozent der Kindernotfälle am Ende gut behandelbare „Banalitäten" oder zumindest „halb so wild" sind, so begleitet uns doch immer die Sorge, mal einem wirklich kritisch kranken Kind zu begegnen, dem wir nicht mehr helfen können. In unserer gemeinsamen Weltvorstellung gehört es nicht dazu, dass Jüngere und ganz besonders Kinder vor uns sterben.

Es ist einfach nicht richtig. Und doch passiert es.

Im Umgang mit Kindernotfällen bringt andererseits der Umstand, selbst Kinder zu haben, zwei große Einflüsse mit sich:

Das Positive ist fraglos, dass man den Umgang mit Kindern gewöhnt ist, eine Herangehensweise an die Kleinen entwickelt hat und die eine oder andere Krankheit bereits mit den eigenen Kindern durchgemacht hat.
So kann man den Kindern wie auch den Eltern gegenüber Ruhe ausstrahlen und Souveränität vermitteln.

Der negative Aspekt ist (zumindest bei mir), dass mir die Schicksale der kleinen Patienten viel näher gehen als sie es konnten, bevor ich selbst Vater wurde.
Ich kann mich seitdem einfach nicht mehr dagegen „abschirmen".

Lange Jahre war ich notärztlich diesbezüglich „vom Glück geküsst", alle meine Kindernotfälle waren gut zu „managen", und selbst die wenigen kritisch kranken Kinder, die meinen Weg kreuzten, hatte ich erfolgreich behandeln und heil in die Klinik bringen können.

Doch dann kam ein Jahr, in dem meine Glückssträhne riss.

Die Eskalation

Der Startschuss zu dieser misslichen Serie fiel an einem frühen Morgen im April, einen Tag bevor ich mit meiner Familie in Urlaub fliegen wollte.
Gegen fünf Uhr morgens riss mich der Alarmton meines Feuerwehr-Piepsers aus dem Schlaf im heimischen Bett. In Windeseile zog ich mich noch im Halbschlaf an, lief zumindest schon halb angezogen zu meinem Auto und fuhr zur Feuerwache.
Auf dem Weg warf ich einen kurzen Blick auf die Digitalanzeige des Piepsers, um festzustellen, dass es sich wohl um eine „unklare Rauchentwicklung" handeln sollte.
(Dass ich dabei eine nicht gelöschte, ältere Nachricht gelesen hatte, sollte ich erst deutlich später feststellen).

‚Unklarer Rauch – erst mal gucken', waren meine Gedanken, entspannte Lage.

Auf der Wache angekommen, wurde ich als Angriffstruppführer eingeteilt, legte wie die anderen Kollegen meine Einsatzkleidung an und rüstete mich während der Fahrt mit schwerem Atemschutzgerät aus.
Ebenfalls noch während der Anfahrt zur Einsatzstelle – diese lag in einem Nachbarstadtteil – ließ die erste Rückmeldung der vor uns eingetroffenen Einheit der Berufsfeuerwehr mein Stresslevel rasch steigen.

„Offener Feuerschein aus dem Dachgeschoss eines Mehrfamilienhauses, vermutlich noch bis zu vier Personen in der Wohnung, Alarmstufenerhöhung!“

Das änderte die Lage von meinem halb entspannten „erst mal gucken“ gewaltig, denn das hieß „Vollgas!“

Im Bruchteil einer Sekunde waren wir alle hellwach, vergessen war jedes Gähnen und Augenreiben!
Bei unserem Eintreffen bekam ich noch während der rasch abgespulten Automatismen (Ausrüstung nach vorne schleppen, bei der Atemschutzüberwachung anmelden, eigenen Angriff vorbereiten) vom Maschinisten des LF der Berufsfeuerwehr eine Kettensäge in die Hand gedrückt mit den Worten
„Die kriegen die Tür nicht auf! Los!“

Im Dachgeschoss schlugen die Flammen aus den Fenstern. An der Eingangstür zur Wohnung angekommen, sah ich, dass die Kollegen des ersten Angriffstrupps diese bereits mit Axt und Spalthammer bearbeiteten, dass bisher aber jeglicher Erfolg ausgeblieben war.
Die Anweisung des Zugführers ließ keinen Interpretationsspielraum:
„Wir müssen da JETZT rein! Mach auf!“
Ich ließ die Kettensäge an und begann, einen viereckigen Ausschnitt um das Schloss auszusägen.
Doch bereits beim ersten quer verlaufenden Schnitt schlug die Säge Funken - ich war auf Metall gestoßen!

Verdammt, zu nah am Schlosskasten, dachte ich und setzte in ausreichender Entfernung neu an
– mit dem gleichen Ergebnis!
In die hölzerne Wohnungseingangstür waren in regelmäßigen Abständen metallische Hohlprofile als Längsstreben eingelassen.

Verdammte S*§&$#!
Wer konnte mit so was rechnen?
Ich spürte, wie mein Adrenalinspiegel stieg.
„Wir müssen da JETZT rein!"

Also wählte ich die einzige, mir in den Sinn kommende Alternative und schnitt die Tür nahe an der Bandseite längs parallel zum Verlauf der Metallprofile von oben bis unten durch. Diesmal mit Erfolg: Einen kräftigen Tritt später war die Tür auf.
Die Wohnung erstreckte sich über das Erdgeschoss und das erste Obergeschoss bis ins Dachgeschoss.
Der erste Angriffstrupp der Berufsfeuerwehr ging absprachegemäß ins Brandgeschoss vor, wir durchsuchten zunächst ergebnislos die Räume im ersten Obergeschoss und folgten dann den Kollegen ins Dachgeschoss. Noch halb auf der Treppe ins völlig verrauchte Dachgeschoss rief uns der erste Angriffstrupp von oben zu sich zur Hilfe: Sie hatten die erste Person gefunden.
Mit vereinten Kräften brachten wir den leblosen Mann ins Erdgeschoss und nach draußen, wo er vom Rettungsdienst und dem Notarzt übernommen wurde.

Wir gingen zurück und suchten weiter. In der Zwischenzeit hatte ein dritter Angriffstrupp eine weitere leblose Person gefunden und herausgebracht – ein Kind!

Beide – es handelte sich um Vater und Sohn – waren tot.

Die weitere Durchsuchung aller Räume ergab glücklicherweise nichts – zumindest fanden wir keine weiteren Personen. Dafür fanden sich eindeutige Hinweise, dass hier etwas passiert war, das keiner von uns jemals erwartet hätte – ein Verbrechen.

Im Sinne der Wahrung der Persönlichkeitsrechte der Beteiligten beschränke ich mich an dieser Stelle auf das, was die Presse im weiteren Verlauf berichtete:

„Vater erschießt 14jährigen Sohn im Schlaf" war eine der Schlagzeilen.

Da war sie wieder – die Nähe.

Jeden Abend, bevor ich zu Bett gehe, schaue ich noch einmal nach meinen Töchtern, sehe nach, ob sie richtig zugedeckt sind, gebe ihnen einen Kuss und flüstere einen Segenswunsch.
Den Rest des Tages konnte ich nicht umhin, mir immer wieder vorzustellen, wie ein Vater in der Nacht zu seinem Kind ans Bett tritt und es erschießt.
Diese Vorstellung war zu viel für mich!
Ich konnte es nicht fassen!

Erfreulicherweise leben wir heute in einer Zeit, in der psychische Belastungen für Einsatzkräfte genauso ernst genommen werden wie körperliche Verletzungen und so wurde für alle Beteiligten eine Nachbesprechung mit einem Kollegen des PSU-Teams angesetzt.
In unserem Fall fand diese am Abend im Aufenthaltsraum unserer Wache statt und es war mir ein wichtiges Anliegen, dabei zu sein, wenn ich auch verspätet ankam.

Ich hatte zuvor unser Gepäck zum Vorabend-Check-In zum Flughafen gebracht, sie erinnern sich – Urlaubsanfang.
Es war mir aber einfach wichtig, dass meine Kollegen wussten, wie ich dran war - wie es mir ging.
Und tatsächlich zeigte sich auch in diesem Fall, dass wiederum ich (von dem alle erwartet hatten, dass es mich am wenigsten trifft, weil ich quasi täglich mit dem Tod zu tun habe) derjenige war, den dieser Einsatz am meisten mitgenommen hatte.
Aber allein die Chance, darüber zu reden und meine Gefühle mit denen zu teilen, die das Ganze mit mir erlebt hatten, tat mir unglaublich gut.

„Drüber reden hilft“ ist das Motto des PSU-Teams – Stimmt!
So – und vielleicht wirklich nur dank dieses Gesprächs – konnte ich am nächsten Morgen zumindest mit halbwegs freiem Kopf und einem neu gewonnenen Sinn für das, was in meinem Leben wirklich wichtig ist, unseren Urlaub antreten.
Er war wundervoll.

Warum? Ich weiß es nicht

Leider sollte dies nicht „mein“ einziges totes Kind in diesem Jahr bleiben.
Weniger als drei Monate später rückte ich morgens, etwa eine Stunde vor Schichtende, als Notarzt in eine etwas abgelegenere Gemeinde zu einem Einsatz mit „bewusstloser Person“ aus.
Rico, mein Rettungsassistent und ich brauchten etwa 11 Minuten dorthin und als wir ankamen, war der Rettungswagen bereits vor Ort.
Vor der Tür des Einfamilienhauses empfing uns eine sehr aufgeregte Frau Anfang Vierzig und bat uns, rasch hereinzukommen. Angesichts des ihr auf den ersten Blick anzumerkenden Stresses mutmaßte ich, dass es am ehesten schlecht oder gar sehr schlecht um eines ihrer Elternteile stünde und stellte mich auf einen verstorbenen, älteren Menschen ein.
Als ich das Zimmer im ersten Obergeschoss des Hauses betrat, erwartete mich jedoch eine böse Überraschung: Was die Leitstelle uns (und auch der Rettungswagenbesatzung zuvor) nicht mitgeteilt hatte, war die Tatsache, dass es sich bei dem Patienten um ein Kind handelte.
Schlimmer noch: Vor mir auf dem Boden lag ein zwölfjähriger Junge und wurde reanimiert!

Das passte überhaupt nicht in mein Erwartungsschema und so erstarrte ich für eine Sekunde, bevor ich meine Gedanken sammeln und in die Situation hineinfinden konnte.

Mika, so berichteten mir die Kollegen vom RTW, sei von seinem Vater leblos im oder neben dem Bett aufgefunden worden (so genau war das Geschehene aufgrund des großen emotionalen Stress und der Sprachbarriere seiner Eltern nicht zu eruieren). Der Vater habe daraufhin unverzüglich begonnen, ihn zu reanimieren bis der Rettungswagen eingetroffen war.
Außer einem etwa fünf Wochen zuvor stattgehabten Krampfanfall gab es keinerlei Hinweise auf irgendeine begründende Vorerkrankung. In der zuständigen Kinderklinik war laut Mikas Eltern „kein Anhalt für eine Epilepsie“ gefunden worden und so habe er wieder nach Hause gehen dürfen. Man wollte das Ganze ambulant weiter untersuchen.
Jetzt hatte seine Mutter ihn am frühen Morgen, gegen 5:00 Uhr noch mutmaßlich schlafend im Bett wahrgenommen, als sie zur Toilette gegangen war, so sagte sie. Um etwa 7:00 Uhr hatte der Vater ihn dann gefunden, als er ihn wecken wollte. Er sei ganz blau gewesen und habe nicht geatmet.
Ich stieg ein in die Reanimation, übernahm die Kopfposition und kümmerte mich um die Beatmung, während Rico die Intubation vorbereitete und die Kollegen des RTW sich mit der Herzdruckmassage abwechselten.
Wir bohrten einen intraossären Zugang in den Schienbeinknochen des Jungen und verabreichten ihm die Reanimation unterstützende Medikamente. Ich intubierte ihn und wir prüften alle denkbaren Ursachen auf der verzweifelten Suche nach dem Grund für seinen Kreislaufstillstand - immer hoffend, dass wir den Schlüssel fänden, der uns erlaubt, sein Leben zu retten.

Wir fanden ihn nicht.

Über eine Stunde lang unternahmen wir alles, was uns einfiel, um sicher jede denkbare Chance genutzt zu haben und erwogen gar, den Jungen unter laufender Reanimation ins Krankenhaus zu transportieren.
Niemand tut sich leicht damit, das Leben eines Kindes „aufzugeben“ und hätte nur einer von uns dafür gestimmt, wir hätten auch diese aussichtslose Maßnahme ergriffen.
Wir entschieden uns aber einstimmig dagegen.
Wir wollten vermeiden, den anwesenden Eltern eine Hoffnung zu vermitteln, von der jedem von uns klar war, dass es diese nicht mehr gab.
Trotz des mehr als verständlichen, verzweifelten Flehens des Vaters, der die gesamte Zeit mit uns im Raum war, beendete ich die Reanimation und erklärte Mika für tot.

Mir war schlecht.

Vor mir ein toter Zwölfjähriger, neben mir der schreiende und weinende Vater, um mich herum meine Kollegen, aus deren Gesichtern ich lesen konnte, dass es ihnen keinen Deut besser ging als mir.
So kniete ich mitten in einem Kinderzimmer, in dem Fußballaccessoires und Musikinstrumente neben anderem Spielzeug und dem Schulranzen verrieten, dass hier bis vor wenigen Stunden die Welt noch in Ordnung gewesen war. Bis – ja, bis was?
Ich hatte keinen blassen Schimmer, woran Mika gestorben war und das machte es nicht besser.

Jahrelanges Studium, Weiterbildung und Berufserfahrung reichten nicht aus, um das zu verstehen oder den Eltern irgendeine halbwegs schlüssige Erklärung geben zu können.

„Warum?“ fragten sie mich.
Ich weiß es nicht.

In der Zwischenzeit hatte sich die Wohnung mit den herbeigerufenen Verwandten buchstäblich gefüllt, die alle gleichermaßen laut ihr Leid und ihre Trauer beklagten.
Ich konnte das mehr als verstehen, doch dies auszuhalten war nicht einfach.
Wie so oft kam die Polizei zu uns und der bereits frühzeitig verständigte Notfallseelsorger brachte in weiser Voraussicht direkt noch einen weiteren Kollegen mit. Mir gefiel schon meine Situation nicht, aber diese beiden beneidete ich noch weniger um ihre Aufgabe.

Mit einem erleichternden Gefühl verließ ich das Haus, wechselte noch ein paar Worte mit den Kollegen des RTW, erinnerte sie daran, für sich zu erwägen, das PSU-Team hinzuzuziehen – ich würde das für mich selbst auch prüfen – und begab mich dann auf den Weg zurück zur Wache, zum überfälligen Feierabend.
Die Rückfahrt verlief relativ wortarm zwischen Rico und mir. Wir beide haben Kinder und jeder kannte die Gedanken des Anderen:

Schlimmer geht’s kaum!

Ich übergab den Dienst an Carsten, einen notärztlichen Kollegen, mit dem ich mich sehr gut verstehe. Er fuhr kurz darauf zu derselben Einsatzstelle.
Die Notfallseelsorger hatten mein Angebot angenommen, uns erneut zu bestellen, falls in der Betreuung der Angehörigen eine medizinische Intervention sinnvoll erschiene. Zur Vorgeschichte hatte ich Carsten ohnehin schon in unserer Dienstübergabe gebrieft.
Also verabschiedete er sich zu diesem Einsatz, nicht ohne mir mit auf den Weg zu geben, ich möge ihn doch bitte unbedingt anrufen, wenn ich das Bedürfnis hätte, darüber zu reden – auch ihm war meine Gemütslage nicht entgangen.
Ich war Carsten herzlich dankbar für das Angebot und entließ ihn mit den besten Wünschen in seinen Dienst.

Drüber reden hilft.

Der schlimmste Einsatz

Nach etwas mehr als acht quasi „wohlbehüteten" notärztlichen Dienstjahren ohne tote Kinder könnte man wohl meinen, dass zwei in einem Jahr mehr als genug wären. Das hätte ich auch gehofft, doch ich lag falsch – es sollte noch dicker kommen.

Wieder war es der letzte Tag vor meinem Urlaub, diesmal im Dezember, ohne Reisepläne, aber dennoch in der freudigen Erwartung von etwas vorweihnachtlicher Freizeit mit der Familie.

An diesem Vormittag waren Steffen, der Rettungsassistent, mit dem ich Dienst auf dem NEF hatte, und ich bereits zweimal unterwegs gewesen.
Der erste Patient schien zunächst ein „Routinefall" zu werden: ein 45jähriger Mann mit dem Verdacht auf einen Herzinfarkt, aus einer Arztpraxis abgeholt, durch den hausärztlichen Kollegen gut versorgt und nach der üblichen Medikation subjektiv vollkommen beschwerdefrei.
Wir hatten uns auf der Fahrt ins nächstgelegene Krankenhaus mit einem Herzkatheterlabor sehr nett unterhalten, gar gescherzt. Ich hatte noch versucht, ihm die Sorgen über das zu nehmen, was nun folgen würde.
Unverändert beschwerdefrei hatten wir ihn in diesem Krankenhaus an den Dienstarzt übergeben, ich hatte mich freundlich verabschiedet, ihm „Alles Gute!" gewünscht und war zur Toilette verschwunden.

Als ich von dort zurück auf den Ambulanzflur trat, rief der Rettungsassistent vom RTW nach mir:

„Komm schnell! Die sind am Reanimieren!“ –
„Was? Den?!?“ –
„Ja.“

Kaum eine Minute nachdem ich den Behandlungsraum verlassen hatte, hatte der Patient die Augen verdreht und der EKG-Monitor zeigte ein Kammerflimmern.
Mit vereinten Kräften aus Rettungsdienst und Krankenhauspersonal reanimierten wir den „jungen Mann“ erfolgreich und fuhren in sofort ins Katheterlabor, wo die Kardiologen seine verschlossene Herzkranzarterie wieder eröffneten.

Das war knapp!

Noch auf dem Rückweg von diesem Einsatz zu unserer Rettungswache hatte uns der nächste Einsatz ereilt und wir waren zu einer „leblosen Person“ in einen Nachbarort gefahren.
Hier stellten wir fest, dass es für jede medizinische Hilfe zu spät war. Der Patient war tot und zeigte bereits Leichenflecke.
Außer einem Telefonat mit dem Hausarzt, der Bescheinigung des Todes, der Information an die Polizei und die Übergabe der Witwe an den dazu gerufenen Notfallseelsorger gab es hier für uns nichts zu tun.

Ein „verheißungsvoller“ Tagesbeginn, „das kann ja was werden heute!“ da waren Steffen und ich uns einig.

Und so fühlte ich mich beim nächsten Erschrillen des Piepsers, nachdem wir allenfalls ein paar Minuten auf der Rettungswache verbracht hatten, zu einem zynischen Kommentar veranlasst, den ich bis heute bereue:

„Was denn? Möchte noch jemand versuchen, zu sterben?“

Hätte ich doch bloß meinen Mund gehalten!

Auf der Fahrt zur Einsatzstelle in den Ort, in dem Steffen aufgewachsen war, gab uns die Leitstelle nähere Informationen: Auf dem Parkplatz der dortigen Grundschule sollte ein Kind von einem PKW angefahren worden sein und sei nun bewusstlos, so hatte der Anrufer angegeben.
Steffen gab Gas, während wir gleichzeitig versuchten, diese Information in einen sinnvollen Zusammenhang zu bringen. Da er selbst als Kind dort zur Schule gegangen war, wusste Steffen zu berichten, dass der Parkplatz der Grundschule quasi eingefriedet war und nur über eine enge Zufahrt verfügte.
„Da kann man nicht schnell fahren“, sagte er und wir waren bester Hoffnung, dass es wohl nur halb so wild sein könnte. Angefahren worden - auf den Kopf gefallen – Gehirnerschütterung - kurz bewusstlos gewesen und wieder wach bis wir dort wären, das schien ein plausibles Szenario zu sein.

So stellte ich mich gedanklich darauf ein, dass meine Hauptaufgabe wohl darin liegen dürfte, dem kleinen Patienten die Angst und möglicherweise vorhandene Schmerzen zu nehmen.
Auf den letzten Metern bis zur Parkplatzeinfahrt sahen wir eine hektisch winkende Person, die uns den Weg wies – nichts Ungewöhnliches, denn wer wäre nicht aufgeregt, wenn es um ein Kind ging.
Wir fuhren auf den Parkplatz und parkten schräg hinter dem Rettungswagen.
Noch im Auto sitzend erkannte ich Michael (einen der beiden Rettungsassistenten, die auch bei der erfolglosen Reanimation von Mika dabei gewesen waren) neben dem Unfallfahrzeug kniend und sagte zu Steffen:
„Schau mal, der Micha hockt da ganz entspannt, alles easy!“
Selbst im näheren Hinzutreten erfasste ich das Geschehen noch nicht: Michael und Thomas, die beiden Rettungsassistenten knieten neben dem Mädchen, das noch halb unter dem Schweller der Fahrerseite des PKW lag. Ich nahm an, dass wir zunächst etwas Schmerztherapie betreiben müssten, bevor wir sie bewegen könnten.
Als ich mich daneben hockte, um mir Thomas‘ Übergabe anzuhören, schaute er mir in die Augen und sagte nur:
„Hi! Bereits bei unserem Eintreffen keine Atmung, kein Puls – wir haben nichts gemacht.“
„WAS?! Wieso das denn?!“ schoss es mir durch den Kopf.
„Die Kleine ist überrollt worden.“ fuhr Thomas fort und schilderte mir das verheerend eindeutige Verletzungsmuster, das er festgestellt hatte.

Aus Respekt vor der kleinen Patientin möchte ich nicht näher darauf eingehen, aber aufgrund seiner Befunde verstand ich, warum die beiden nichts unternommen hatten.
Ich akzeptierte ihre Entscheidung, die mir für den Bruchteil einer Sekunde zuvor noch unvorstellbar absurd erschienen war.
Ich war geschockt und fühlte mich wie gelähmt.

Es waren Thomas nächste Worte, die mich aus diesem Zustand holten und mir zeigen sollten, dass auch dies noch steigerungsfähig war:

„Das da hinter Dir ist die Mutter. Gehst Du hin?“
Wie jetzt? Die Mutter der Kleinen war hier?

Ich hatte keine zehn Sekunden Zeit, um mich mit der Situation auseinanderzusetzen und stand jetzt vor der Aufgabe, dieser Frau zu erklären, dass ihre sechsjährige Tochter tot war.
Fünf wackelige Schritte Entfernung, so lange hatte ich Zeit, mir zu überlegen, was ich ihr sage.
Mein Job. Kein Ausweg. Eine Situation, in der ich mich fühlte wie eine Figur in einem Film, irreal, die Handlung vorgegeben von irgendwem, keine Chance, Einfluss zu nehmen.
Ich ging auf die Mutter zu und wollte mich zunächst vorstellen, wie ich es bei jedem meiner Patienten tue. Also streckte ich ihr meine Hand hin, doch sie deutete dies sofort als Geste der Beileidsbekundung und fing an, zu schreien.

„Nein! Das kann nicht sein! Sie hat doch eben noch geatmet!"
Sie drängte sofort hin zu ihrer Tochter.
Ich versuchte noch, sie daran zu hindern, wollte diese Eindrücke als letztes Bild von ihrer Tochter vermeiden, aber auch in dieser Hinsicht war ich erfolglos.
Was hätte es auch genützt?
Sie hatte die ganzen Abläufe zuvor ohnehin „live" mitbekommen.
Sie brach zusammen, neben ihr die Praktikantin des Rettungswagens, der die Tränen in den Augen standen.

Ich brauchte einen Moment, um mich zu sortieren.
„Take care of the living!" sagt man, wenn es um Schadenslagen mit vielen Verletzten und Toten geht.
So schwierig es auch war, mit diesem toten Mädchen vor Augen, wir mussten uns um die kümmern, die von unserer Hilfe noch profitierten.
Ich besprach mich mit Steffen.

„Seelsorge, reichlich. Und ein zweiter RTW" das war die knappe, aber zielorientierte erste Absprache, als ich wieder in der Lage war, meine Gedanken zu sortieren.

„Schon auf dem Weg" war Steffens knappe Antwort.
Er hatte all dies bereits veranlasst, hatte offenbar alles im Blick und bereits organisiert.

Er funktionierte.

Beeindruckend!

Oberstes Ziel: Handlungsfähig bleiben!
Also suchte ich nach einer sinnvollen Aufgabe.
Die Mutter des Mädchens und die Fahrerin des PKW wurden in den beiden Rettungswagen versorgt, die Praktikantin des RTW saß im NEF und wurde von Michael dort betreut, da es zunehmend heftiger regnete.
Jcmand hattc cincn Rcgenschirm über die Leiche des Mädchens gestellt, die bis zum Abschluss der Beweissicherung durch die Polizei nicht bewegt werden durfte.

„Das Wenigste. Wenn man schon sonst nichts tun kann.“ sagte einer der Zeugen, der noch einen zweiten Schirm besorgt hatte.
„Scheiße verdammt! Tschuldigung!“ sagte er.
„Nee,“ erwiderte ich,
„stimmt schon. Verdammte Scheiße!“
Er schaute mich erstaunt an.
Der Kloß in meinem Hals schwoll und ich hoffte, nicht sofort wieder mit irgendjemandem reden zu müssen. Ich wollte den ganzen Einsatz zumindest zu einem ordentlichen Ende bringen.
‚Und dann?‘
Mit diesem Gedanken wusste ich, dass ich dringend Hilfe bräuchte, sonst hätte ich wohl keine Chance, aus dieser Nummer auch nur annähernd schadlos herauszugehen.
In diesem Moment sah ich keine andere vordringliche Aufgabe, erblickte aber auch Steffen gerade nicht, griff also selbst zum Handy und rief noch mitten im Einsatz unsere Leitstelle an, um das PSU-Team anzufordern.

Der Disponent zögerte kurz:
„Die Notfallseelsorge ist unterwegs mit vier Mann, das weißt Du.“
„Ich weiß.“
„Also das PSU-Team. Also für Euch?“
„Ja.“
„Okay.“
Ich fühlte kurz den objektiv nicht vorhandenen Bedarf einer zusätzlichen Erklärung.
„Zum einen für die Praktikantin vom RTW, die ist ganz schön angeschossen. Und zum anderen…,“
sagte ich mit kloßiger Stimme zu Alexander, dem Disponenten, holte tief Luft und konnte gerade noch die Tränen unterdrücken,
„…und zum anderen für mich.“

Stille in der Leitung, Alexander musste hörbar schlucken.

„Alles klar! Ich kümmere mich.“
„Danke!“

Als ich aufgelegt hatte, fiel mir ein, dass meine Frau während der Fahrt zu diesem Einsatz versucht hatte, mich anzurufen – ich hatte sie „weggedrückt“.
Haben Sie eine Ahnung, welch absurde Katastrophenszenarien mir in dieser Sekunde durch den Kopf schossen? Wenn jetzt auch noch zuhause irgendetwas passiert wäre, könnte ich mich direkt einweisen lassen, dachte ich.

Ich musste sie anrufen.
„Hallo, Schatz, nur ganz kurz: ist alles in Ordnung? Du hattest angerufen“,
versuchte ich kurz und mitten in der Einsatzabwicklung (normalerweise ein absolutes „No Go“) für Klarheit in meinem Kopf zu sorgen. Zuhause war alles gut.
„Gott sei Dank. Ich ruf‘ Dich später nochmal an.“ quetschte ich mühevoll noch hervor.
„Was ist los? Was ist passiert, Schatz?“
Meine Frau wäre nicht meine Frau, wenn sie nicht sofort gemerkt hätte, dass etwas nicht stimmt.
Ich konnte ihr nicht antworten. Ich heulte los, keine Chance, auch nur noch ein Wort zu artikulieren.
Meine Frau wurde kurz panisch - hilflos am anderen Ende der Leitung.
„Ist Dir was passiert? Geht’s Dir gut?
Hast Du was falsch gemacht? Ist was mit der Familie?“
Ich versuchte, tief durchzuatmen und brauchte einen Moment, um ihr zu schildern, was passiert war.

„Hast Du Hilfe?“

war ihre abschließende Frage, die mir vielleicht mehr als alles andere sinnbildlich für ihre liebevolle Sorge um mich in Erinnerung geblieben ist.
Ich konnte sie beruhigen, darum hatte ich mich gekümmert. Doch jetzt musste es erst mal weiter gehen.
„Glücklicherweise“ deutete sich die nächste Aufgabe an und hielt mich im Lauf. Der Schulschluss stand kurz bevor und bald würden Dutzende Eltern erscheinen, um

ihre Sprösslinge abzuholen – am „Elternabholparkplatz", unserer Einsatzstelle.
Steffen organisierte also die Polizei, um eine ausreichend weiträumige Absperrung einzurichten.
Wir stellten die Fahrzeuge um, so dass zumindest von der Straße aus kein direkter Blick auf das Geschehen möglich war. Weiterhin organisierte ich mit der Schulleiterin einen Klassenraum, in dem wir die mehr als zehn direkten Augenzeugen des Unfalls sammelten, um sie gemeinsam der Betreuung durch die Notfallseelsorge zuzuführen.
Als all dies erledigt war, die Polizei die Einsatzstelle übernommen hatte und alle Betroffenen betreut wurden, war es Zeit, uns um uns selbst kümmern.
Torben, ein ehemaliger Rettungsassistent mit jahrzehntelanger Erfahrung, der erst wenige Monate zuvor seinen aktiven Dienst quittiert hatte, kam zu uns im Dienste des PSU-Teams.
Rasch war ein Raum in der nahe gelegenen Wache der freiwilligen Feuerwehr organisiert, in dem wir uns zur Nachbesprechung unter Torbens Leitung bei Kaffee und Cola trafen.
Schnell stellte sich heraus, dass Maren, die Praktikantin, und ich diejenigen waren, die an diesem Einsatz am meisten „zu knabbern" hatten. Nachdem alle zu Wort gekommen waren und ihre Gedanken geteilt hatten, reduzierte Torben die Runde auf uns beide und sich selbst. Wir kannten uns seit vier Jahren und hatten einige gemeinsame Dienste auf dem NEF gehabt und wussten über das Leben des jeweils anderen recht gut Bescheid.

Torben sagte später, als er zur Einsatzstelle kam und mir in die Augen gesehen hatte, habe er sofort gewusst, wie es mir ging.
Er hat einfach „Antennen“ dafür und wusste, dass ich am nächsten dran war: Die Kleine war gerade mal drei Monate jünger als meine große Tochter, die ebenfalls gerade in die erste Klasse der Grundschule ging.
Wir nahmen uns Zeit, unsere Gefühle zu sortieren und uns mitzuteilen und fanden Verständnis in den Anderen.
Wir teilten unser Leid, wenn man so will und zumindest ich für meinen Teil kann sagen, dass ich danach erheblich leichter trug.
Ich wollte meinen Dienst aus unterschiedlichen Gründen gerne fortsetzen, machte die Entscheidung darüber aber von Torbens Einschätzung abhängig und bat ihn um seine professionelle Meinung.
So hatte ich es mit meinem Chef zuvor besprochen, als er mich – ebenfalls noch während des laufenden Einsatzes – angerufen hatte.
Er hatte erfahren wollen, wie es mir und uns ginge und hatte mir mitgeteilt, dass er selbstverständlich für jeden von uns eine Ablösung organisiert hatte, wenn wir dies wünschten. Auch mein Chef hatte längst verstanden, wie es uns gehen musste.
Ich hielt es für das Beste, im Dienst zu bleiben, denn dort hatte ich Kollegen um mich herum, die alle wussten, was passiert war. Sie alle konnten sich in meine Situation hineinversetzen und so ein Auge auf mich haben – wir alle machen denselben Job.
Außerdem hätten zuhause neben meiner Frau natürlich auch meine Kinder auf mich gewartet, denen ich ir-

gendwie hätte erklären müssen, warum Papa so komisch ist.
Zugegeben, vor dieser Aufgabe habe ich an diesem Tag gekniffen. Torben teilte diese Ansicht und gab mir „seinen Segen“, weiter zu arbeiten.

Noch am folgenden Tag fühlte ich mich sonderbar „dumpf“, ich war sehr still und war froh darüber, meiner Frau nicht viel erklären zu müssen.
Sie verstand es und das tat gut.

So gut wie ihre Hand auf meiner am Lenkrad, als mir auf dem Parkplatz beim Weihnachtsbaumverkauf beinahe ein kleines Mädchen vor unser Auto lief.
Trotz Schritttempo stand ich schweißgebadet und blass, das Lenkrad umklammernd mit aller Kraft auf dem Bremspedal und tat nichts mehr bis das Mädchen und seine Eltern schon weit außer Sichtweite waren.

In den folgenden Tagen sprach ich sehr viel mit meinen Freunden und insbesondere meinen Feuerwehrkameraden. Ich erzählte es vor allem denjenigen, die mit mir arbeiten mussten.
Ich wollte bereits im Vorhinein sicher sein, dass alle wissen, wie ich gerade dran bin, und reagieren könnten, falls ich in der einen oder anderen Situation nicht funktionieren würde.

Ich habe meinen sprichwörtlichen Rucksack oft ausgepackt in diesen Tagen und tatsächlich: Mit Jedem, mit dem ich meine Last teilte, wurde der Weg leichter.

Und doch weiß ich, dass ich die Bilder dieses Einsatzes wohl mein Leben lang bei mir tragen werde. Dieses Mädchen, bei dessen Namen ich noch heute schlucken muss, wird mich begleiten und ihre Augen werde ich wahrscheinlich nie vergessen.

Zeugnisse des bis heute schrecklichsten Einsatzes meines Lebens, der mir so nahe gekommen ist wie nichts anderes zuvor.

VIII. Jetzt und hier – Gott und die Welt

So ist er also, der Tod und er begegnet uns vielgestaltig jeden Tag aufs Neue.
Das eine Mal weit entfernt wie in den täglichen Nachrichten, die uns oft schon gar nicht mehr berühren können, die wir einfach zur Kenntnis nehmen und das nächste Mal kommt er uns ganz nah.
Sei es, weil es Freunde oder Angehörige direkt betrifft oder sei es „nur“, weil uns die Situation so nahe ist, so bekannt vorkommt, vielleicht nur zu gut vergleichbar mit dem eigenen Leben.

Was macht er mit uns, der Tod?

An dieser Stelle kann ich natürlich nur für mich sprechen, denn jeder geht wohl anders mit dem Thema Tod und Sterben um.
Oder andersherum: Der Tod geht wohl mit jedem von uns anders um.
Für mich selbst habe ich gemerkt, dass der Tod mich verändert hat und mich immer, wenn ich ihm begegne, weiter verändern wird.
Mal weniger und mal mehr und manchmal, wenn er mir besonders nahe kommt, geschieht es, dass er mein Weltbild erschüttert und mein Sicherheitsgefühl in seinen Grundfesten erzittern lässt.
Dann zwingt er mich zum Nachdenken, bringt mich dazu, meine Prioritäten neu zu sortieren.
Er lässt mich erkennen, was im Leben eigentlich wichtig ist und über welche Nichtigkeiten ich mich nur allzu oft aufrege.

Allerdings spüre ich in diesen Fällen auch, wie es der Tod schafft, in mir Ängste zu wecken.
Verlustängste, die ich längste Zeit nicht kannte, Erschütterungen der lange als selbstverständlich und gewiss empfundenen Sicherheit meiner Familie.

Denn mit dem unerwarteten Tod von Eltern und Kindern konfrontiert, muss auch ich mir eingestehen, dass keiner der Betroffenen den Verlust des oder der Liebsten oder des eigenen Lebens vorhergesehen oder gar geplant hat.

Typischerweise hat in dieser Patientengruppe auch kein Betroffener den Tod herausgefordert oder gar schuldhaft verursacht. (Sie erinnern sich und kennen möglicherweise gar selbst das Gefühl: Es hilft ein wenig, wenn man jemand oder etwas Schuldiges ausmachen kann.)
Damit fällt es mir schwer, den Unterschied zu mir selbst zu erkennen, der gerade bedingt hat, dass dieser Mensch gestorben ist und nicht etwa ich, meine Frau oder eines meiner Kinder.
Jeder Mensch entwickelt ja für sich ein Bild, eine Herangehensweise, um mit diesem Gedanken umzugehen, eine Erklärung, warum schreckliche Ereignisse passieren.
In meinem Fall spielt hier der Glaube an Gott verknüpft mit einem gewissen Fatalismus eine große Rolle:
Die Überzeugung, dass alles im Leben einen vom Schicksal vorgegebenen Verlauf nimmt, macht den Umgang mit vielen Erlebnissen und Ereignissen sehr viel einfacher.

Sie entspannt insbesondere die unweigerlich aufkommende Frage, ob ich etwas hätte anders tun können oder gar müssen, um den Lauf der Dinge zu beeinflussen.

Natürlich kann und darf es sich niemand so leicht machen, sich sinnbildlich „zurück zu lehnen" und darauf auszuruhen, dass ich ohnehin nichts ändern kann.
Ich für meinen Teil erlaube mir das nicht, ließe es doch jedes Bemühen von vornherein sinnlos erscheinen
– ein guter Grund, depressiv zu werden, wie ich meine.

Eine Vorstellung des Schicksals als ein grimmiges, unheilbringendes Etwas bringt mich also nicht weiter.
Möglicherweise hat dieser Pragmatismus unbewusst Einfluss auf mein Weltbild genommen und mich in die Richtung meines Glaubens gebracht, der mich und mein Handeln heute prägt.

Wie bereits erwähnt: Kirchlich gelebte Religion spielte in unserer Familie nie eine nennenswerte Rolle. In meiner Kindheit beschränkte sich diese wie vermutlich in vielen Familien meist auf den jährlichen Kirchgang zu Weihnachten.
Und doch hat sich aus dem mir von meinen Eltern vorgelebten Glauben „ohne die Notwendigkeit einer Kirche" mein eigener Glaube an Gott als schicksalssteuernde Instanz geformt und tief gefestigt.
Es mag an meiner behüteten Kindheit und meinem insgesamt positiv verlaufenen Lebensweg liegen, dass ich dankbar bereit war, dies anzunehmen.

Mir liegt es fern, missionarische Gedanken zu verbreiten und auch nur einem Menschen nahe zu legen, der Glaube sei die Lösung.
In meinem Fall steht jedoch fest, dass mein Glaube an Gott einen erheblichen Anteil daran hat, dass ich meinen Beruf so ausfüllen kann, wie ich es tue.
Denn, wenngleich es trotzdem Situationen gibt, in denen er Antworten schuldig bleibt, finde ich hier Hilfe und Stärke.
Mit seiner Hilfe schaffe ich es, mir das Gefühl zu bewahren, dass eben auch mein Handeln und mein Einfluss auf den Ausgang des Geschehens vorbestimmt sind.

Niemand weiß ja vorher, ob ich nicht vielleicht diesmal erfolgreich sein soll…

Ich persönlich halte mich also daran fest, dass alles aus einem Grund passiert, wenn er sich mir auch nicht in jedem Moment erschließen mag
– sei es nur, das Geschenk eines gesunden, unbeschwerten Lebens zu erkennen.

IX. „Ich könnte das nicht“ – „Du bist so krass“

Einer der Auslöser, die mich auf die Idee brachten, dieses Buch zu schreiben, waren neben der selbst beobachteten Veränderung meiner Wahrnehmung und Wertschätzung des Lebens diese beiden Aussagen.
Ich bekam sie von Freunden und Verwandten zu hören, wenn ich ausnahmsweise von meiner Arbeit berichtete. Wenn ich nicht gerade mit Arbeitskollegen oder anderen „Blaulichtinvolvierten" zusammen sitze, vermeide ich es eigentlich, ungefragt über Einsätze und Erlebnisse zu reden.
Der Grund dafür liegt genau darin, dass ich in diesen Gesprächen erkennen musste, dass ich anders als „der Rest der Welt" mit Krankheit, Sterben und Tod umgehe.

Wir alle tun dies – Mediziner, Rettungsdienstler, Feuerwehrleute, einfach jeder, der überdurchschnittlich oft mit solchen Ereignissen konfrontiert wird – und ich nehme an, dass dies ganz normal ist.

Doch warum sind wir wie wir sind?

Oft wirkt der nüchterne, pragmatische Umgang mit dem Tod und Sterben, den viele von uns pflegen, abgestumpft oder im schlimmsten Falle gar menschenverachtend, als würden wir das Leben geringschätzen.
Doch das ist, so denke ich, bis auf wenige Einzelne nicht der Fall.
Keiner trägt wohl offen eine solche Einstellung nach außen, bloß um als besonders „harter Hund" zu gelten und sein Image als „cooler Typ" zu pflegen.

Eine Ausnahme mögen in diesem Punkt allenfalls gelegentlich (vor allem junge) Berufsanfänger sein, denen sich der Hintergrund unseres Verhaltens erst mit zunehmender Erfahrung erschließt.
Im Sinne eines Imitationslernens versuchen sie möglicherweise, die Verhaltensweisen länger erfahrener Kollegen zu adaptieren und - bewusst oder unbewusst - durch vermeintliche „Heldengeschichten“ ihr Profil zu entwickeln, um „mithalten“ zu können.

Die mir entgegen gebrachte Aussage „Du bist so krass“ meinte aber explizit nichts dergleichen, obwohl der moderne Sprachgebrauch dies nahelegen könnte.
Vielmehr wollte mein Gegenüber damit zum Ausdruck bringen, in welch krassem Maße sich meine meist faktenbasierte Art und Weise, offen über den Tod zu reden, von der „Allgemeinheit“ unterscheidet.
Man ist es nicht gewohnt, sich mit dem Tod als Alltäglichkeit zu beschäftigen, obwohl er zwangsläufig zu unserem Leben gehört. Wo man es vermeiden kann, geht man der Konfrontation mit der (eigenen) Endlichkeit im Allgemeinen lieber bequem aus dem Weg.

Für „uns“ aber ist das keine Option. Die Begegnung und damit die Beschäftigung mit dem Tod ist für uns unausweichlich. Und so ist es wohl schlichtweg ein notwendiger Automatismus, dass mit der Zeit jeder für sich selbst einen Weg findet, mit dem Erlebten umzugehen und es in ein für sich stimmiges Modell von der Welt einzupassen.

Schließlich sind es nicht wir, die entscheiden, wie nahe uns unsere Erlebnisse gehen und die Einflussfaktoren sind nur bis zu einem gewissen Maße berechenbar.

So lässt den Einen die miterlebte Reanimation eines im Schwimmbad ertrunkenen Kleinkindes möglicherweise nahezu unberührt, während der Rest des Teams, inklusive einer erfahrenen Notärztin, im Anschluss an den entsprechenden Einsatz ausgetauscht werden muss.
Im Gegenzug mag Derselbe im schlechtesten Fall beim nächsten Verkehrsunfall handlungsunfähig werden, beispielsweise weil ihn der Patient an einen nahen Verwandten erinnert.

Umso wichtiger ist es für uns, all das, was uns nicht unmittelbar im Herzen trifft, auch tatsächlich weit genug „auf Distanz" zu halten, um es einfacher akzeptieren zu können. Eine entsprechende persönliche Einordnung ist wichtig, um handlungsfähig zu bleiben.
Und so unterschiedlich wie die Faktoren sind, die beeinflussen, wie sehr uns das Schicksal unserer Patienten und der Angehörigen betrifft und berührt, so unterschiedlich sind auch die Mechanismen, die jeder entwickelt, um damit umzugehen.
Wo der Eine im Glauben einen Weg findet, nutzt ein anderer Lyrik, Kunst oder Musik, um seine Emotionen zu verarbeiten.
Während einer in der Stille seine Gedanken sortiert, ist für den Anderen Komik, oft gepaart mit Zynismus der Weg, um aussprechbar zu machen, was ihn oder sie bewegt.

Wenn man dies erreicht, mag es eine der besten Lösungen sein, darüber zu lachen oder zumindest zu schmunzeln, ohne dass dies irgendetwas mit Respektlosigkeit oder Pietätsverlust zu tun hat.
Schwarzer Humor ist wohl deswegen insbesondere in Kreisen des Rettungsdienstes so beliebt und verbreitet, weil er es schafft, die Brücke zwischen Angst und Freude zu schlagen.
Er bereitet uns den Weg zurück zum Positiven und nimmt dem Tod ein bisschen von dem Schrecken, den er verbreiten kann, weil er uns zwingt, uns mit der eigenen Verletzlichkeit und Machtlosigkeit auseinanderzusetzen.

Der Tod führt uns unsere eigene Endlichkeit vor Augen und wer mag sich damit schon gerne beschäftigen?

Oft wird schon in der Erziehung und Prägung im Kindealter (heute wie „früher“) der Tod und die Vergänglichkeit unseres Lebens „ausgesperrt“, das Thema wird vermieden und aus verschiedenen Gründen „totgeschwiegen“.
Sei es aus einem falsch verstandenen Schutzgedanken gegenüber den eigenen Kindern, die die Eltern nicht „damit belasten“ wollen. Sei es, weil die Eltern vielleicht selbst nie gelernt haben, mit dem Thema Tod umzugehen.
Wir aber kommen gar nicht daran vorbei, weil es der Beruf, den wir uns ausgesucht haben, untrennbar mit sich bringt.
Wenn ich also über Einsätze und Erlebnisse mit Toten rede, dann tue ich das nicht, um zu beeindrucken.

Ich tue es, um zu verarbeiten.

Da kommt ein Fünkchen Humor ab und zu gerade recht, um sich dem Positiven zuwenden und „ganz normal“ weiter machen zu können.

Ich persönlich bin beispielsweise ein großer Fan eines bekannten Cartoonformats, in dem der Tod in Form eines Sensenmannes mit brauner Kutte in einer WG mit einem niedlichen kleinen Hund lebt.
Ich genieße den damit ausgedrückten schwarzen Humor und führe diesen Protagonisten gar als kleinen Plüsch-Schlüsselanhänger an meinem (privaten) Rucksack mit mir herum.
Das mag auf den ersten Blick unpassend wirken, doch für mich drückt es eigentlich nur aus, dass ich den Tod als meinen Begleiter akzeptiert habe
– alternativlos –
denn es liegt nicht in meiner Hand, zu entscheiden, ob er zum Zug kommt oder nicht, auch wenn ich zu gegebener Zeit alles dagegen tue.

Und mir fällt derzeit nichts ein, was ich beruflich lieber täte.

Ich liebe meinen Job – noch immer!

Danksagung

Die Tatsache, dass ich dieses Buch schreiben konnte, legt nahe, dass mir trotz aller beschriebenen Erlebnisse und Einflüsse der größte Teil meiner seelischen Gesundheit erhalten geblieben ist.

Der größte Dank dafür gebührt ohne Zweifel meiner Frau Kerstin, die einfach immer weiß, wie es mir gerade geht, und mir die Sicherheit vermittelt, dass ich jederzeit bei ihr geborgen bin, um meine Last mit ihr zu teilen.

Ich schätze mich außerdem sehr glücklich, dass ich von zahlreichen Freunden, sowie Kollegen aus Medizin, Rettungsdienst und Feuerwehr umgeben bin, die stets bereit sind, mir ihr Ohr und ihre Schulter zu leihen, wenn es nötig ist.

Aus nahe liegenden Gründen spielen hier die Kollegen des PSU noch einmal eine besondere Rolle. In meinem Fall sind hier Engelbert und „Buschi“ ganz besonders hervorzuheben.

Hinsichtlich der eigentlichen Entstehung dieses Buches möchte ich an dieser Stelle meinen besten Freunden, Jan und Judith, meinen besonderen Dank dafür ausdrücken, dass sie sich Zeit für die Lektüre und das Feedback zu meinem Manuskript, sowie die fotografische Gestaltung genommen haben (Deine Eltern verstehen sich hier ausdrücklich als eingeschlossen, Jan!).

Nicht unerwähnt lassen möchte ich auch meine Geschwister, die mir trotz des damit verbundenen Einbruchs in ihre Privatsphäre ohne zu zögern erlaubten, über den Tod unserer Eltern zu schreiben.

Weiterhin ist mir wichtig, den beeindruckend zahlreichen Mitgliedern des Mensa-Forums (allen voran Vera Nentwich) zu danken, ohne deren motivierenden Zuspruch und konstruktive Ratschläge mir der letzte Schub zur Verwirklichung „meines Projekts“ vermutlich gefehlt hätte.

Zu guter Letzt gebührt mein Dank natürlich meinen Töchtern Jana und Pia, die es, wenn auch vermutlich noch unbewusst, immer wieder schaffen, mir die schönen Seiten des Lebens vor Augen zu führen und regelmäßig ein beeindruckendes Gespür für meine Gemütslage beweisen.

Druck:
Canon Deutschland Business Services GmbH
im Auftrag der KNV-Gruppe
Ferdinand-Jühlke-Str. 7
99095 Erfurt